精神科医はくすりを出すときこう考える

仙波純一
SEMBA Jun'ichi

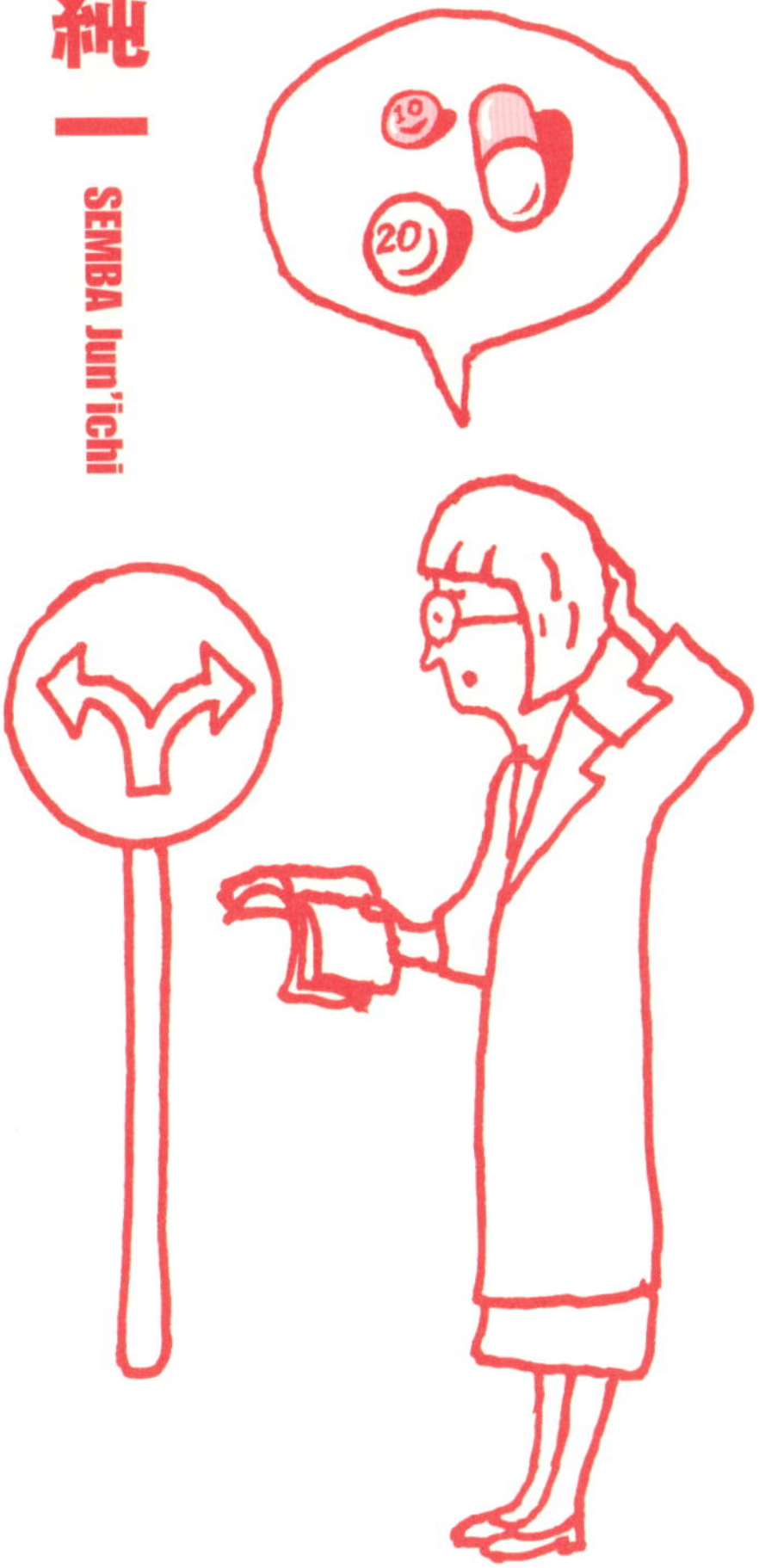

日本評論社

精神科医はくすりを出すときこう考える

目次

1　処方の背景にある医者の考え方……9
筆者のプロフィール／くすりの研究はどう行われるか？／EBMからの影響／精神科で薬物を使うときの三つの立場

2　複雑な処方に陥らない医者が知っていること……23
くすりの使い方をどう教わったか／初めての当直勤務／伝統的な併用療法から単剤療法へ／生化学・薬理学研究の世界へ／くすりについての井戸端会議／専攻分野ごとに精神科医の処方行動が異なる？

3　「効果のあるくすり」が世に出てくるまで……37
——臨床試験に求められる厳密性、限界とバイアス
「効くくすり」とは／くすりはどのように開発されるか／臨床試験の段階／ランダム化比較対照試験とは／臨床試験の限界／臨床試験の倫理的な問題／臨床試験におけるバイアスの問題／医学研究に必要な誠実さ

4　臨床試験の結果を読み解く……53
臨床試験のサンプル論文／臨床試験の概要／臨床試験の結果／副作用の解析／結果のくわしい検討——「このくすりはたいして効果がないのでは？」／NNT（必要

症例数）という指標／治療の効果を示すさまざまな方法／臨床場面での医師の判断

5 精神科のくすりの実力は？ ……69
——他科のくすりと比較する

精神科のくすりは他科のくすりと比べてどれくらい効くのか／自分でのんで効き目を判断できる？／精神科のくすりはすぐに効果を判定できないものが多い／精神科のくすりと一般のくすりの効果を比較する／急性の症状に使うくすりのＮＮＴ／予防効果のＮＮＴは大きい／睡眠薬のプラセボ効果は大きい／タミフルの実力は？／認知症に使うくすりの実力は？

6 薬物療法と精神療法の効果を比較する ……83

薬物療法と精神療法のどちらがよいか？／同じ土俵に乗ってもらう／うつ病への認知行動療法と薬物療法／メタアナリシスの結果／疑問その①——精神療法は臨床試験で有利に扱われているのではないか／疑問その②——精神療法の臨床試験では対照群がうまく設定できていないのではないか／疑問その③——精神療法の論文は偏って出版されているのではないか／疑問その④——臨床試験での副作用は平等に評価されているか／精神分析の有効性も評価されている

7 何でも一緒はいけません――精神療法と薬物療法 …… 99
精神科医と心理職の考え方の違い／患者さんは精神療法のほうが好き？／精神療法と薬物療法は車の両輪？／薬物療法黎明期は逆Ａ－Ｔスプリット？／精神療法と薬物療法を両方行えばよいという説／精神療法と薬物療法の併用は単独よりも優れないこともある／精神療法中の薬物は邪魔にならないか／ＰＴＳＤ・急性ストレス後の薬物投与

8 精神科医と心理職はどのように協働しているか …… 115
筆者の病院での心理職の位置づけ／心理検査の実施／精神科医から心理職への検査依頼／心理職による心理療法／心理職に心理療法を依頼するケース／心理職に心理療法を依頼したときの精神科医の仕事／心理療法に紹介するのがむずかしいことがある／精神科受診のトリアージは許されるか？

9 プラセボ効果の深い意味 …… 131
もう一度、ＲＣＴにおけるプラセボとは／プラセボ効果の解明には大きな意味がある／プラセボ効果の変動／プラセボ効果の要因／精神科ならではのプラセボ効果をもたらす要因／欺かないプラセボ投与に効果はあるか／プラセボ効果の神経科学

10　個人の経験重視の治療法から「診療ガイドライン」へ……145
くすりの使い方はどのようにして決められていったか／精神科医はくすりの処方をどう学んでいるか／「診療ガイドライン」の登場／診療ガイドラインはどのように書かれているか／診療ガイドラインの作り方にはルールがある／診療ガイドラインの成績簿／合議で内容が決まるガイドラインもある

11　診療ガイドラインは誰のため？……161
診療ガイドライン作成への患者・市民の参加／診療ガイドラインは誰が作っているか／診療ガイドライン作成者の利益相反／診療ガイドラインと訴訟／診療ガイドラインの限界／診療ガイドラインにおける費用対効果／診療ガイドラインに従った治療がよいというエビデンスはあるか／診療ガイドラインはどれくらいの影響力をもっているか

12　薬物療法のリアルな理屈　その1……175
――どのように開始するか
医師はどのように薬物療法を開始するか／治療計画を立てる前に／精神療法がよいか薬物療法がよいか、その両方か／すぐに薬物療法を開始すべきか／薬物療法を始めるときのくすりの選択／実際の薬物の選択／よくあるくすりの副作用／たくさんあるくすりを使い分ける？／抗精神病薬の効果を比較した研究――ＣＡＴＩＥ研究

／抗精神病薬の効果をメタアナリシスで比較する／抗うつ薬の効果をメタアナリシスで比較する

13 薬物療法のリアルな理屈 その2 ——最初のくすりを出した後 …… 193
有効用量まで上げていく／効果が出てくるまでの経過はさまざま／最初のくすりが効かないときにはどうするか／症状評価に基づいた治療／はじめから複数のくすりを使うか／ＳＴＡＲ＊Ｄ研究／大規模な臨床試験からわかること／治療はどこまで続ければよいか

14 多剤併用療法という悪いくせ …… 209
救急医から怒られた話／症状を標的とした治療は多剤併用になりやすい／くすりの切り替えよりも追加のほうが多剤併用になりやすい／経験による独自理論の医師／製薬企業の販売戦略／優しいお医者さんも多剤併用になりやすい／精神科医の教育や研鑽のシステム／治療の標準化／なぜ多剤併用が好ましくないか／最後に、薬物療法に対する筆者の原則

あとがき 225
参考文献

精神科医はくすりを出すときこう考える

1 処方の背景にある医者の考え方

これから精神科治療における薬物療法の意味についてお話ししていきたい。精神科医の書いた本では、精神療法を得意とする医師が、出会った患者さんなどについて文藻豊かに語るものが多いようである。薬物療法について書いてあるのは、もっぱら精神科医向けの専門書ばかりであり、一般の人向けに精神科薬物療法の意味を書いた本は少ないのではないだろうか。この本は、筆者が精神科医としてこれという疑問もなくふつうに行っている薬物療法について自分なりに考え、どういった意味があるのかを一般の人に向けてお話ししていこうというものである。

しかし、どのような職業に携わるにせよ、いつも当たり前に行っていることに対して、その意味を問われるのはつらい。これが同僚の医者どうしであれば、微妙なニュアンスまで共有でき、ちょっとした言い過ぎであっても気の利いた冗談として聞き流してくれる。しかし医師以外の医療関係者や、医療のユーザーである一般の人たち（読者のなかには精神科や心療内科に通院中の方もいよう）が相手の場合はそうはいかない。たとえば前の段落の最後の文章を、筆者は最初このように開始したのである。

「この本は、筆者が精神科医としていつも何気なく行っている薬物療法について……」あぶない、あぶない。これでは医者は薬物療法を「何気なく行っている」とみられてしまうではないか。決して何気なくくすりを処方しているわけではありません。そうではなく、「医者がくすりを投与するのは当たり前なので、患者さんの前で薬物を処方するということに、医者自身は特別な感覚をもっていない」と言いたいのである。

こういったわけで、これから筆者が書いていく内容は、すべての精神科医が同意しているとは限らず、かなり個人的な意見も混じっていることを読者にも了解していただきたい。そして、ときに筆が滑ることもあるかもしれないので、ある程度は批判的に読んでいただきたい。最近では、あちこちにさまざまな医学情報があふれている。「新聞に載っていたから」とか「テレビで放送されていたから」間違いないというような硬直した見方は、いったん脇においていただきたい。

ついでに、「こういう文章を書くくらいだから、この医者は薬物療法の達人だ」などとも勘違いしないでほしい（その恐れはあんまりないかもしれないが……）。筆者も同僚の精神科医同様、なかなか治らない患者さん相手にいつも呻吟しているのである。

筆者のプロフィール

最初に筆者のプロフィールを書いておくほうがよいであろう。

精神科医としての経歴は30年あまりで、そろそろ焼きが回りつつある。しかし、そのうち数年間はいわゆる「試験管を振るような研究」をしており（患者さんを診察するような臨床業務をせず、動物実験のような基礎的な医学研究をしていたという意味です。実際に試験管を振ることもしていました）、2年間海外留学したり、さらに10余年は医学系でない一般大学の教員をしたりしていたので、朝から晩まで精神科の臨床をして日々を過ごしていたのは、30年の半分くらいであろうか。筆者の過去の研究がどのようなものであったか知りたい人は、PubMedという文献検索サイトでSemba J.という著者名を調べてみてください。現時点ではこの表記は世界で筆者だけのようなので、たいした数ではないが、出てきた論文はほぼ筆者のものである。ついでに最近英語の論文を書いていないことがバレてしまうが、これはご愛敬。

行っていた研究は患者さんを対象としたものは少なく、ほとんど動物実験である。動物といっても、ネズミ（医学用語ではラット）。精神科で使う薬物の作用機序の解明や、精神疾患の研究モデルとなりそうな動物の作成などに取り組んでいた。ネズミの脳の取り出しが早かったのが自慢である。やっているときは精神医学に多大な貢献をするつもりであったが、結果としてはそこまではとてもいっていない。今や、「過去に研究をしていた」などとは恥ずかしくて誰にも言えない。

しかしこのような経験を積むことによって、生化学や薬理学の基礎的な実験手技を習得することができた。この分野の基礎的な論文を読んで、実際にどのような実験をしているかを想像できることは、論文全体を理解するうえでずいぶんと役に立っている。つまり、論文である種の結論が導かれていても科学実験には不確実なところが必ず残ること、分析機器の測定誤差や試薬中の不純物の影響はときに結論を誤らせること、そしてこのような系統的な誤りはその後数年して誰かが見つけるまでは気づかれずにいること（これはいわゆる論文の不正行為とは違います）を知ることとなった。実際に試験管を振る仕事をすると、このような健全な懐疑主義が身につくものである。今でも、製薬会社のパンフレットにある薬物の基礎的なデータをみると、それをどういう方法で測定したかに気が向いてしまうのだ。

一方で、精神科医としての臨床の仕事はどうだったかと言えば、職場はほとんど大学病院や総合病院の精神科であった。そのため、長期入院の患者さんや、華々しい幻覚や妄想をもった急性期統合失調症の治療経験は、ほかの精神科医に比べると少ない。今でも興奮した攻撃的な患者さんは苦手である。そもそも病院で働いていたときでも、さほど多くの患者さんを担当していたわけではない。つまり、この業界でいう「経験した症例が少ない」ということである。

ふつう、医者は治療した患者さんの数が多いほど経験値が高くなり、ベテランの名医ということとなるのであろう。そういう意味では筆者は、経験15年程度の精神科医と同じくらいの経験症例しかもっていないかもしれない。読者の方には、数は少ないがていねいに診察していたというふうに好意的に理解してもらいたい。

といっても、経験した症例の少ないことで、筆者は医学のもう一つの流れを勉強することになった。それが後で述べるEBMである。

くすりの研究はどう行われるか?

精神科のサブスペシャリティ(精神科のなかでもさらに得意とする分野)としてくすりの研究をしているという精神科医は、大きく分けて二種類いる。一つは、どちらかというと基礎的な薬理学や生化学の研究をしている人たち。もう一つは、薬物療法についてより臨床的な研究をしている人たちである。

筆者はもっぱらその前者であった。実験動物を対象として、そのくすりが脳のなかでどう働くかを調べるのである。

動物の脳をすりつぶして、神経伝達物質やその受容体の変化を調べたり、特定の遺伝子の発現がどのように変化したかを分子生物学的に測定したりする。実験は確立した技術を用いて行うので、きちんとしているが理屈っぽく、実験の原理を理解していない人にとっては、その研究論文はちんぷんかんぷんであろう。

こういった研究は専門用語で「精神薬理学」（精神科で使用する薬物の作用機序を探る学問分野）という。研究者は必ずしも精神科医でなく、基礎医学の研究者であることもある。むしろ基礎医学者のほうがむずかしい実験技術に長けているので、より複雑な研究が可能である。

一方、患者さんへの薬物の投与法やその効果などについて研究する人たちは、より臨床的である。彼らは動物実験はしない。実際の患者さんがそのくすりに対してどのように反応したかを、症状の評価尺度を使って測定したりする。患者さんに協力してもらって薬物の血中濃度を調べ、有効な投与量を探ることもある。最近では、患者さんの遺伝子の特徴から副作用や効果を予想する研究もさかんである。

このような仕事は、実際に患者さんの治療に携わる精神科医でなければできない。しかし、研究全体を理解するのは、先の精神薬理学の研究よりは実践的なのでわかりやすい（研究が容易であるという意味ではありません）。少なくとも結論を読めば、概略は理解できるはずである。この研究分野は「臨床精神薬理学」（精神科で使用する薬物の臨床場面での性質を調べる学問分野）という。

精神薬理学と臨床精神薬理学では名前は似ているが、このように研究者の姿勢や立ち位置が異なる。わが国でもこの分野に沿って二つの学会がある。前者は日本神経精神薬理学会（http://www.asas.or.jp/jsnp/）、後者は日本臨床精神神経薬理学会（http://www.jscnp.org/）という（「精神」と「神経」の並び順が違うのはどうしてでしょう）。両方に属している研究者もいるが、この二つの学会は必ずしも仲がいいというわけではなく、微妙な間柄である。

ちょっとみると、臨床家である精神科医ならば臨床精神薬理学を研究するのが当然と思われるかもしれない。なぜあえて基礎的な精神薬理学を研究したい精神科医がいるのであろうか。その答えは、精神疾患に効果のある薬物の作用機序を研究すれば、まったく研究のとりかかりのない精神疾患の原因に少しでも近づけるのではないかという期待があるからである。薬物の作用機序自体は動物でも人間でも同じはずであるから（作用したときの現れ方は違うかもしれないが）、動物を対象として研究をずんずんと進めることができる。そして、薬物の基本的な作用機序がわかれば、それを裏返した理論が病気の解明に役立つかもしれないのである。

よくあげられる例として、統合失調症のドーパミン仮説がある。これは、統合失調症では、脳内の神経伝達物質であるドーパミンのシステムが病的に過活動になっているとするものである。この仮説が導かれたのは、統合失調症の治療に使われる抗精神病薬の薬理作用からである。抗精神病薬は、統合失調症の病態がわかってから開発されたわけではない。あるときに思いもよらない手がかりから発見されたのである（こういう発見の仕方をserendipityというらしい）。効果のあるくすりが見つかってから、その効果を導く機序が研究された。そして、その機序は、ドーパミンの神経伝達を抗精神病薬が遮断する、というものであることがわかったのである。統合失調症治療薬がドーパミンの作用を遮断して治療効果をもたらすのであれば、逆に考えれば統合失調症ではドーパミンが過剰あるいは過活動になっているということになる。これが有効なくすりの作用機序から導かれた、統合失調症のドーパミン仮説である。

ちなみにこの仮説を提唱したのはスウェーデンのアルビド・カールソンで、彼は２０００年にノーベル生理学・医学賞をもらっている。この仮説は、細かな箇所ではいろいろ欠点は指摘されるものの、大筋ではまだまだ現役である。

ここまで精神薬理学の世界を長々と説明してきたのは、筆者がこの分野で研究していたために、多少ともひいき目で見ているのかもしれない。ご容赦。

ＥＢＭからの影響

今から20年くらい前であろうか。ＥＢＭ（Evidence-based medicine）という医学上の運動がわが国にも紹介された。筆者もこの動きに大きく影響されたことは否定できない。

ＥＢＭとは何かを文字どおりに説明すると、ちょっとびっくりされるかもしれない。Evidence-based medicine を直訳すると「(医学的な) 証拠や根拠に基づく医学」となる。「え、そうするとそれまでの医学は根拠がなかったのか」と思われないよう、説明が必要である。

そもそも証拠や根拠というものには、確実性の強弱がある。弱い根拠から言えば、誰かがそう言っているという噂程度のものである。ときどき、患者さんから「友人や親戚の誰それから、精神科のくすりはのまないほうがいいと聞いたのでのみませんでした」と言われることがある。これも患者さんにとっては「根拠」であるが、当然、医学的な根拠というにはかなり怪しい。

一方、強い根拠と言ってよいものがある。たとえば、今まで世界中で行われたある薬物の有効性を調べた臨床試験をできるだけ収集し、統計的に解析し統合したものがあれば、その医学的な根拠は強そうである。

実際は、その中間にさまざまな段階の根拠の強さがある。そこで、患者さんの治療法を決めていく際に、いくつか治療法があるとすれば、その根拠（エビデンス）に重みづけをしていこうというのがＥＢＭの考え方である。つまり、偉い先生がこう言っていたからそうするとか、自分の経験ではこうだからという理屈だけで治療法を選ぶのではなく、もっとよいエビデンスがあればそれを尊重して決めていこうとするのである。

ＥＢＭを日本に紹介した福井次矢（現・聖路加国際病院院長）によれば、ＥＢＭとは、「入手可能な範囲で最も信頼できる根拠を把握したうえで、個々の患者に特有の臨床状況と患者の価値観を考慮した医療を行うための一連の行動指針」である。もちろん実際には、目の前の患者さんに適応できるような都合のよいエビデンスがすぐに見つかるとは限らない。したがって患者さんの好みや、治療する場所、治療者の経験などが加味されて、最終的に治療法が決定されるのである。

ちょうどこのような医学の潮流が始まったのが、１９９０年頃からである。当時はこの運動には異端的な雰囲気があり、ＥＢＭを信奉する医師たちは〝ＥＢＭ教の信者〟などとからかわれたものである。しかし、今はこの「エビデンスに基づいた」というのは単なる流行り言葉ではなくなり、臨床の世界に定着し始めている。学会発表などでも、「エビデンスはあまりないんですが、私はこのような治療をしています」などと言われることがある。今考えると、EBM運動は、「偉い先生がよいと言っている治療法が正しく、それに従っていればよいのだ」という権威主義に対する異議申し立てであったのかもしれない。

しかし、経験した症例が少ない場合には、「自分の経験ではこうする」という治療の方法論がない。EBMはこのような筆者にとって、本当によい臨床実践上の導きとなった。

EBMはすべての診療科で行われたのであるが、精神科ではやや取り組みが遅れたかもしれない。精神科では内科などと違って症状の項目や重症度をデジタルに示すことがしづらく、その変化の把握も主観的になりがちである。もちろん症状の評価尺度などを用いれば、精神症状もある程度定量的に示すことはできるが、たとえば血圧や血糖値といったデジタルな値を症状の評価に使える内科などに比べれば劣勢である。

2000年に現京都大学の古川壽亮が記念碑的な『エビデンス精神医療』[1]を発刊した。EBMをかじり始めていた筆者はさっそくこの本を購入して熟読したものである。EBMは、真っ当に行おうとすると統計学や確率論の知識が必要で、さらに自分でエビデンスを探そうとすると、国際誌に掲載された論文（はっきり言うと英語の論文）を読まなければならなくなる。これは現実には、多忙な臨床医にとってはハードルが高い。筆者も『エビデンス精神医療』を当時（いや今でも）どれくらい理解できたかあまり自信はない。

ついでに言っておくと、現在はエビデンスに基づいた診療ガイドラインがいくつかの疾患（精神疾患ではうつ病や統合失調症など）について作成されている（10章参照）。今やお手軽な方法が揃っていると言ってしまえばそうである。ＥＢＭとは診療ガイドラインに沿った画一的な治療を押しつけることだと嫌悪する医師がいる。しかしそうではない。ＥＢＭでは、診断や治療を決定していく際に、そのときの治療法の根拠の確実性を評価しながら、患者の個別性も尊重していくという臨床姿勢が大切なのである。

精神科で薬物を使うときの三つの立場

さて、精神科医が薬物を使用する際には、薬理作用を重視するか、ＥＢＭを重視するか、それとも自分の経験を重視するかの三つの態度がありそうである。

まず、**薬理作用を重視する精神科医**。このタイプには、筆者のように精神薬理学を専攻した人が多いようにみえる。彼らは、個々のくすりの薬理作用の違いを重視し、それぞれの薬物のもつ微妙な差異にこだわり、それに基づくくすりの使い分けに執着する。自分がくわしく知っていることを大切に思いたがるのは人の常である。

薬理作用をうまく利用しようと、不思議なくすりの組み合わせを主張する人もいる。筆者が精神薬理の研究をしていたときの先輩医師にも、「薬物Ａの特徴と薬物Ｂの特徴を組み合わせればちょうどよいくすりになる。しかしAの力価はBの力価の10倍あるから、AとBは1対10で処方すべきで……」などと、まことにややこしい処方をする人がいた。

次に、**EBM重視の精神科医**。薬理学的な理論よりも、統計や疫学のデータを重視する。つまり、エビデンスのレベルが高いとされるランダム化比較対照試験（3章でくわしく説明する）、あるいはそれらの試験を統計的にまとめあげたもの（メタアナリシスという）を重視する。臨床試験では、患者さんをどれくらいきちんと診断したかも大切なので、治療以前にＤＳＭ（米国精神医学会による精神疾患の診断・統計マニュアル）などの操作的[※1]な診断基準に基づいた診断が行われているかにもこだわる。

彼らは基本的に臨床試験と同じように一つの薬物で治療を開始するので、二つ以上の薬物の組み合わせや併用は好まない。基本的に一つの薬物で治療しようとする（単剤治療）。多少とも融通の利かない、堅苦しい治療法と言えるかもしれない。

また、個々の患者さんの特徴を無視しがちとなるかもしれない。なぜなら、臨床試験などから得られる所見は全体としてどうなるかということなので、残念ながら目の前の患者さんで有効かどうかまではわからないからである。つまり、グループとしてみると１００人に使って80人に効果があり、有効率80％とされたくすりであっても、目の前の患者さんにそのくすりを投与して効くかどうかは確率的にしかわからないのである。患者さんにとっては効くか効かないかであり、「80％効く」という言い方は誤解を招く（気象予報の降水確率を考えてみれば理解しやすい。80％の降水確率といっても、いた場所によっては一日中雨の降らないこともありうる)。

最後に、**素朴な経験主義の精神科医**。彼らは、一般的に認められている事実や理論よりも、自分の経験を重視する。彼らにとって過去の成功例は蜜の味であり、反面、1例でも失敗していればそのときの治療法は忌避すべきものとされる。

理論的な根拠があるわけではないので、しばしば多数の薬物について、独自の使い分けを自慢する。診断も、操作的診断基準などという面倒くさいものは使わない。そもそも診断名はたいして重要ではない。症状ごとに、くすりを当てはめるようにして処方すればよいからである。その結果、ほとんどの患者さんに対して多剤を併用することになる。

もちろん、以上の話は一種のパロディである。実際にはそれぞれの態度が濃淡をともなって混合している。

ちなみに筆者自身は、これまで述べてきたように精神薬理の研究をしていたが、EBMにも影響されており、経験主義を標榜するほど診察した患者さんが多くないことから、精神薬理重視と

※1　操作的診断というのは、はっきりと規定された診断基準のもとに決まった手続きで診断を行うことをいう。米国精神医学会の診断基準(最新版はDSM－5と呼ばれる)が典型的である。DSMでは、たとえば統合失調症と判断するとき、AからFまでの診断基準6つをすべて満たすことが必要とされる。このうちAには統合失調症の特徴的な症状が5つあげられていて、そのなかの2つ以上がなければならない、などとなっている。

ＥＢＭ重視のあいだくらいと思っている。しかし傍からは、場面ごとに節操なく両者を揺れ動いているとみえるかもしれない。実際には、「以前経験した患者さんではこうだったから」という素朴な経験主義を振り回しているのかもしれない。

精神科治療で薬物を使うということは、一つの立場で説明できるほど簡単な原理で行われているものではないのである。それは、同じ病気をもっていても、症状やおかれている状況が大きく異なる患者さんを治療しなければならないからである。机の上で薬物の有効性を計算していても、それがそのまま患者さんに適用できないのは当然である。

最後はなんとなくお説教くさくなってしまった。次章では、筆者の薬物療法に対する立ち位置をもう少しくわしくお話ししていくことにする。

2　複雑な処方に陥らない医者が知っていること

くすりの使い方をどう教わったか

新米医師の頃、くすりの使い方をどういうふうに教えられたかを思い出してみる。今から30年以上も前である。当時は薬物療法についてほとんど系統的に勉強した記憶はない。これは薬物療法だけでなく、精神療法についてもそうである。誤解を招くといけないので言っておくが、まったくそのような教育を受けなかったというわけではない。きちんと決められた時間枠のなかで、システマチックには教えられなかったということである。

もっとも、当時は医学部卒業後の新米医師の教育などは、精神科に限らずどの科も似たり寄ったりであった。よく言えば濃密な師弟関係、悪く言うと先輩の見よう見まねで覚えていったのである。最近の医学教育はわれわれの時代とはずいぶん違うようだ。少なくとも筆者の所属する病院では、指導医は研修医をきちんと教えているし、毎週決まった時間に重要なテーマごとに講義や実習をしている。

当時の先輩から教えてもらった薬物療法は、例外なく同じ作用のくすりを2種類以上使うという併用療法であった。しかもその併用の仕方は、きちんとした理由に基づくというよりは伝統的なものであり、「昔からそうすることになっている」というものであった。漢方薬がたくさんの種類の草木を独特の割合で配合し、絶妙な効果をもたらしているといわれているのと似ている。筆者らもこの独特の併用療法を早く身につけて、一人前の精神科医になりたいと思ったものである。

初めての当直勤務

新米の精神科医にとって、初めての病院での当直勤務はひどく緊張する体験である。筆者もそのときのことを今でもよく覚えている。

独身で体力があり（多少の徹夜でも大丈夫ということ）、しかもこれという用事のない新米医師は、先輩が勤めている病院の当直をしばしば依頼される（念のために言っておくと、現在の臨床研修制度ではこのようなことは禁止されています)。大学の勤務が終わり、筆者が夕刻その病院に到着すると、医局にはまだ何人もの常勤の先生方が残っておられた。しかし、引き継ぎが終わると、一人ひとり帰宅されていく。なかには意地悪な先生がいて、遠くで救急車のサイレンなどが聞こえると(周囲に救急病院なども多いところでした)、筆者が心細そうな顔をしているのを尻目に、「救急車がくるから早く帰ろ」などと言いながら帰ってしまうのである。その病院に受診歴のない患者さんが、事前の連絡なく突然救急車で運ばれてくるなどということは実際にはほとんどないので、これは先輩のからかいである。

しかし、万一そういうことになった場合、新米の精神科医としては大変難儀である。困ったときには大学病院に当直している先輩医師に電話で指示を仰げ、ということにはなっていたのであるが、典型的な統合失調症の患者さんがいきなり受診した場合、とりあえずどういうふうにくすりを処方すべきかくらいは知っておかなければ具合が悪い。そこで、出かける前に先輩に教えてもらうことにした。

1年先輩の医師に聞いた処方は次のようなものであった。クロルプロマジン3錠とハロペリドール3錠、それに副作用止めの抗パーキンソン病薬をそれぞれ3錠ずつ、さらに睡眠薬を1錠。念のために言うと、クロルプロマジンとハロペリドールはそれぞれ系統は異なるが、どちらも昔からある(現在でも現役の)有名な抗精神病薬である。つまり、由緒正しい薬物を2種類組み合わせろというわけである。念の入ったことに、副作用止めのくすりもそれぞれに対して違った種類のものを使うのである。

幸いなことに、というか、当たり前であるが、その晩は救急車で患者さんが来院することもなく、筆者の初めての当直体験は終わった。もちろん、緊張のあまりほとんど眠れない当直であった。

伝統的な併用療法から単剤療法へ

精神科で使う薬物の知識に限らず、こんなふうに先輩からいろいろと教えてもらい、だんだんと一人前の精神科医になっていくというのが昔の教育であった。なぜそのようなくすりを選び、そのような投与法をするかについての理論はあまり話題にならなかったような記憶がある。むしろ、このような使い方をするとうまくいったことがあるといった、ある意味で名人芸的な処方が評価されていた。製薬会社の社員さんが持ってくる「私の処方」といった小冊子には、大先生による曰くありげな〝名処方〟がたくさん載っていたものである。

筆者は当初からこのように同じ作用機序のくすりを複数使うことに疑問をもっていたが、周囲の同僚がみな同じようにしていることもあり、あえて逆らうような処方はせずにいた。そうする知識や自信がなかったということもある。しかし、ある経験から単純な処方でも患者さんはよくなることに気づき、以来できるだけ単純な処方を心がけるようになった。

その経験とは、ある新しい抗精神病薬の治験を担当したことである。治験とは、新しい薬物の有効性を実際の患者さんを対象にして調べる研究をいう。もちろんこの段階以前に、動物を用いて安全性や有効性がある程度調べられている。しかし、薬物は最終的には患者さんで有効性を確認しなければならない。このときに行われるのが「治験」と呼ばれる臨床試験である（次章でくわしく説明する）。

国によって決められた厳密な方法に沿って行われ、効果だけでなく細かな副作用まで定期的にチェックしていく。患者さんには趣旨をよく説明して協力していただくのである。研究に同意していただいた患者さんには今でも感謝している。そのときの薬物はその後厚生省（当時）に承認され、現在でも統合失調症の治療に使われている。

さて、その治験の被験者になっていただいたのは、妄想型の統合失調症を初発したばかりの30歳台前半の主婦の方であった。ここまで書くと、経験ある精神科医であれば、薬物がよく効きそうだと予想することであろう。比較的高齢発症で、支えてくれる家族があり、統合失調症でも妄想型というのは、実際にくすりが効いているかはともかく、寛解しやすい条件をよく揃えているのである。実際この患者さんにはよく効いて、1ヵ月もすると幻聴や妄想などの病的な体験がかなり軽減した。治験はきちんとした手続きに基づいて行われるので、当然、ほかのくすりとの併用療法ということはしない。もし必要があれば、副作用を止めるためのくすりは使用してよいという約束がある程度である。この人には副作用は出現しなかったので、副作用止めのくすりは処方せず、睡眠薬も必要だったのは最初の1ヵ月間くらいだけであった。したがって、最終判定の3ヵ月目には、1日にたったこのくすり1錠のみという処方になった。単純このうえない処方である。

この経験から、少なくとも初めて薬物を処方する患者さんには、1種類のくすりでも十分な効果が得られるのではないかと筆者は思ったのである。このときの治験は統合失調症の治療薬である抗精神病薬であったが、これは抗うつ薬でも抗不安薬でも同じであろうと考え、以来患者さんが初めて服薬する場合は、同じ作用機序のくすりを複数使うことをやめ、1種類だけ処方することにした。今考えると当然かもしれないが、当時はどちらかというと少数派であっただろう。

生化学・薬理学研究の世界へ

新米精神科医として初期の2年間の研修が終わった後、筆者は臨床を少し離れて生化学的な研究をしようと考えた。当時は、患者さんを対象とした生物学的な研究は、脳波などの生理学的な指標の解析か、あるいは患者さんの血液や尿などの分析しかなかった。MRIを使った精密な脳の構造の解析や、遺伝子の解析ができるようになったのはその10年以上後のことである。患者さんを対象とした研究には限界がありそうなので、いっそ動物実験から精神医学研究の糸口を見つけようと考えたのである。

赴任先の研究室では、薬理学や生化学の基礎的な実験法を叩き込まれた。高速液体クロマトグラフィーを用いた神経伝達物質の測定、放射性アイソトープを用いた神経伝達物質の受容体の測定、神経伝達物質を合成したり分解したりする酵素の測定といった生化学的な手技だけでなく、薬物投与後のネズミの行動変化から脳機能への影響を推測する行動薬理学の手法も教えられた。

実験なので、1回できちんとした結果が出るわけではない。しかし仮説が間違っていなければ、手際よく正確に行うと、生化学的な理論にぴったり合う所見が得られる。実験の一種の醍醐味である。ただし、仮説が間違っていたり、手技が未熟でずさんであったりすると、どう解釈してよいかわからない結果しか生まれてこない。

これらの手技を習得して大学に戻った筆者は、その後は大学病院の精神科教室で患者さんの治療という臨床活動をしながら、一方で動物を対象とした精神薬理学的な研究をしていた。当時の研究室の前の廊下には巨大な遠心器や冷凍庫などが並んでおり、一見するととても精神科の研究室とは思えない雰囲気であった。その廊下の先には内科の教授室があった。学生の頃にグループでその内科教授の試問を受けたとき、教授が、「廊下で見たと思うけど、精神科でも遠心器を回す実験をするんだね」と緊張するわれわれに話しかけてくれた。数人の学生は、筆者を含めてみなアハハと笑ったものである。

さて、その頃、臨床場面で筆者が薬物療法をどうしていたかの記憶はあまりはっきりしていない。自分が初診で診察してその後も治療を継続していた患者さんへの処方は、できるだけ単純なものを心がけていたはずである。ところが、大学病院では外来担当の医師はちょくちょく変わっていくので、そのたびに長く通院している患者さんを引き継いで受け持つようになる。このような患者さんには、当時でもたくさんのくすりが複雑に投与されていた。たぶん長く困難な治療の歴史があったのであろうが、受け持ちが変わった時点ではその複雑な処方の意図はもうわからない。しかも、少しでもくすりを減らしたり変えたりすると、なぜか患者さんの症状は悪くなってしまうことが多いのである。減らすと言うだけでも不安になってしまい、減量を承諾してくれない患者さんもいる。そのため、よほど症状が安定している患者さんでないと、いったん複雑な処方になった後の単純化などはできなかった。せいぜい自分ではこれ以上複雑にしないようにするのが精一杯であった。

当時は処方を単純化する効果的な方法があまり知られていなかったということもある。今では、減量や単純化のために系統だった方法が考案されている[※2]が、慎重かつ長い時間をかけて行わなければならないのは変わらない。

くすりについての井戸端会議

精神科は診断のための検査などは少ないので、患者さんについて議論するとなると、他科と比べてもっぱら診断や治療法が話題になる。診断や精神療法は患者さんの育ちや性格、さらにおかれている環境などをよく知らないと深い議論にならないので、形式ばった症例検討会などでないと話題にしづらい。その点、薬物療法では個別性はより小さくなるので、休憩時間などでの同僚どうしの話題としてはちょうどよい。

このようなときには、「あのくすりがいい、いや新しく発売されたあのくすりのほうがいい」といったどこでもありそうな話や、ちょっとした治療上の工夫などがよく話題になる。「今の処方のうえに、このくすりをちょっと足すと、こんな症状がよくなるんだよ」という類の話が多い。今で言う「逸話的な治療法」である（逸話的とは、多数の患者さんから得られた情報ではなく、「そういう患者さんを私は経験しました」というレベルの話であることを指す）。悪く言えば与太話に近い。医学的な証拠（エビデンス）としてはもっとも弱いものであるが、ベテランの精神科医がこのような話をすると、新米の精神科医としては影響を受けざるをえない。とくに、カリスマ的な雰囲気を醸し出すような先輩の発言には影響力がある。

筆者は、このような議論は「精神科医の井戸端会議」にすぎず、研修中の精神科医には百害あって一利なしと思っている。病院の症例検討会や回診などでも、薬物療法ばかりが話題になってしまうことは珍しくない。とかく精神科医にとって薬物療法は、「炎上しやすい」話題の一つで

※2　抗精神病薬については、厚生労働科学研究費補助金によって作成されたＳＣＡＰ法（Safety Collection for Antipsychotics Poly-pharmacy and hi-dose）が公表されている（http://www.ncnp.go.jp/nimh/keikaku/reduce.html）。

ある。

もっとも、この手の話は、治療の名手と呼ばれる精神科医の著書にもよくみられる。あるとき同僚から「この処方は、有名な先生が本に書いていたものなんだ」と言われたが、どうみてもその処方の意図がわからなかった、ということもあった。まあ、わからないところが名人芸たるゆえんで、だから新米医師こそ真似したくなるのであろう。

専攻分野ごとに精神科医の処方行動が異なる？

当時、筆者の所属する大学の研究室は、「精神病理学」、「神経生理学」（もっぱら脳波や眼球運動などの研究を行う）、それと筆者の属する「神経化学」（精神薬理学やもっと基礎的な脳の生化学的研究を含む）の三つのグループに分かれていた。

精神病理学は当時精神医学の王道であり、もっとも精神医学らしい分野であった。何やら文学的と言ってもいい雰囲気が漂っていた。そのグループの先輩たちは、英語はもちろん、ドイツ語やフランス語にも堪能で、フロイトやヤスパースの原書だけでなく、ラカンなどもするすると読んでいた。新米精神科医の目には、頭の上でとんでもなく高踏的な議論がなされているようにみえた。なぜか喫煙率も高く、部屋の壁はヤニで茶色になっており、みなタバコを吸いながら横文字の本を読んでいるのである。

一方で神経化学のグループは、ネズミの飼育をしながら、分析機器をガタガタと動かし、その脳内物質を分析していた。精神医学というのは本当に間口の広い学問である。もちろんこの研究室では、喫煙などは分析機器の故障の原因となるので厳禁である。

当時の大学病院の精神科では、このように研究の志向性の異なる、つまり精神疾患の原因や病態の研究に対して切り口の異なる医師たちが、受診される患者さんを同一の外来で診察していた。誰がどのような病気の患者さんを診察するかは、受診前に決められていないことが多い。つまり、どの医師でもみな同じような病名で、同じような重症度の患者さんを診察することになる。

もちろん基本的な治療法は、医師間で大きく違うことはない。精神医学では、研究における知識が治療に直接反映しない（悪く言うと、治療から遠いところで議論している）ためかもしれない。しかし、よくみてみると、それぞれの研究志向性によって、薬物療法への見方が微妙に違うようなのである。

たとえば統合失調症の患者さんに対しては、精神病理学を専攻する医師がもっともくすりの投与量が多く、多剤併用の傾向が強い。逆に投与量が少ないのは、精神薬理学を専攻する医師である。神経生理を専攻する医師は両者の中間である。

一見すると、精神病理学を専攻する医師のほうが精神療法を重視して、薬物は少なくなりそうな気がするが、どうもそうではない。また、精神薬理学を専攻する医師のほうが、薬物の使用法に凝って、投与量が多くなり多剤併用になりがちな気がするかもしれないが、必ずしもそうではない。

同僚医師のあいだで冗談半分に唱えられていた説によれば、精神病理学専攻の医師は薬物療法に対する期待が大きいので、薬物療法を工夫しようと躍起になり、ついつい投与量が多くなりがちなのではないかという。一方、精神薬理学専攻の医師は薬物の効果の限界を知っているので、薬物療法に対する期待が小さく、そのためあまり処方を「いじくらない」のだそうである。精神薬理を専攻した筆者としては、動物を用いた実験でさんざんうまくいかない体験をしているので、薬物に対してはアンビバレントな感情しかもてなくなることも関係しているのではないかと思う。つまり、薬物に効果があると考えるからこそ薬物を用いて動物実験を行うのであるが、たいてい実験はうまくいかず、そのため薬物の効果を呪うのである。もちろん実験がうまくいかないのは、薬物の薬理効果が十分強力でないためとは限らず、自分の実験手技が未熟なため、あるいはそもそも実験計画自体が稚拙なためかもしれないのであるが。

一方、精神病理学専攻の医師は、本当に薬物療法に対する期待が大きいのであろうか。それは筆者の属していた大学病院だけに言えることだったのかもしれない。

私見ではあるが、多剤併用療法を行わない医師は、必ずしも薬物療法にくわしいわけではなく、薬物療法以外にさまざまな方法を治療手段としてもっているのではないだろうか。その治療手段は、よほどの熟練者でなければ施行できないような超専門的な精神療法ではなくとも、ていねいな診察にもとづく患者さんへの共感と支持、困難に対する常識的な対処法などでよいのではないかと思う。つまり、自分の得意とする治療法にプラスする何かがあれば、薬物をとっかえひっかえしたり、併用したり、むやみに増量したりする必要はなくなるはずである。

逆に、薬物のことを知りすぎると、むしろ薬理作用を中心に考えて、いつのまにか机上の空論のようなへんてこな併用療法に陥ってしまうのではないだろうか。こう考えると、精神病理学であろうと精神薬理学であろうと、研究上のどの専門分野に属しているかは臨床医としての腕には関係がなく、治療法はしかるべき中庸な位置に収斂してくるはずである。

3 「効果のあるくすり」が世に出てくるまで
――臨床試験に求められる厳密性、限界とバイアス

精神科医がくすりの話をするときには、その作用機序の説明から始めるのがふつうである。精神科のくすりは当然脳に働くので、まず脳の機能を説明しなければならない。しかし最近は「脳科学」をテーマにした一般書がたくさん出版されていることもあり、本書ではあえてこの話はしない。むしろ、精神科のくすりはどのように有効と判断されるのかということについてお話ししていきたい。

「効くくすり」とは

患者さんからしばしば「このくすりは効くんでしょうか」というストレートな質問をされる。

この返事は、実は大変むずかしい。そもそも「くすりが効くとはどういうことか」、つまり有効性をどう判定するかという問題と、「このくすりがその人に効くということを予測できるか」という問題の二つがあるからである。この二番目の問題はとんでもなくむずかしいので、本書の後のほうで扱うことにして、ここでは最初の問題「くすりの有効性はどう判定されるのか」についてお話ししていきたい。

患者さんからこのような質問をされたとき、その患者さんとのあいだに友好的な雰囲気があれば、「まあ、厚生労働省が発売を許可しているくらいですから、効くんですよ」と答えることにしている。もちろん、このような返事はときに木で鼻をくくったような印象をもたれてしまうので、誤解されないようにしなければならない。しかし実際、くすりが販売されるに至るまでのプロセスで、最後のハードルは国の承認である。

それでは、厚生労働省はどのような根拠でくすりの販売許可を出すのであろうか。くすりはほとんどの場合、製薬企業が開発し、臨床試験という手続きのもとに実際の患者さんでの有効性や安全性が調べられる。その結果、新薬として総合的に有用であるというデータが得られれば、厚生労働省に提出される。

有効性（英語でefficiency）だけでなく安全性も重要で、この両者を勘案したのが「有用性」(effectiveness)という言葉である。たとえば、抗がん剤であれば、多少副作用が強くても、それを上回る有効性があれば認可されるかもしれない。しかし通常は、有効性と安全性のバランスのとれた薬物が臨床的には有用である。

製薬企業が提出したデータをもとに、厚生労働省はくすりの発売を許可する。特別に注意すべきことなどがあれば、使用上の注意や警告として添付文書（くすりのパッケージに同封されている文章。俗に言う能書）に書き込まれることになる。おおまかに言うと、これがくすりの認可の流れである。

くすりはどのように開発されるか

ある化学物質がくすりとなるまでには長い時間が必要である。2、3年などという単位ではなく、10年から20年という長い年月がかかり、総額で数百億円以上が開発に必要とされている。

たとえばわが国の製薬企業が開発し、現在全世界でベストセラーとなっているアリピプラゾールという抗精神病薬（統合失調症の治療に使うくすり）は、1987年頃に原型となる化合物が発見されたという。動物を使った有効性や安全性のチェックが済み、患者さんに協力してもらって実際に有効性を調べる臨床試験が日本で開始されたのは1990年である。しかし、この臨床試験は患者さんが集まらず、遅々として進行しなかった。企業は米国でも開発を進めた結果、そちらでの臨床試験はスムーズに展開し、2002年には発売が許可された。一方わが国で承認されたのは、米国から4年遅れの2006年であった。

くすりがベストセラーになれば（ブロックバスターと呼ばれる）、もちろん製薬企業には大きな利益が転がり込むが、その一方で薬物の開発にはこのように長い年月と莫大な費用がかかる。動物実験の段階で有望な薬物が見つかっても、いざヒトを対象とした臨床試験では有効性が証明されないこともまれではない。この段階で、候補となる薬物は次々とボツとなる。このときにはそれまでの開発の費用はまったく無駄になってしまう。日本製薬工業協会によれば、候補となる化学物質が臨床試験に至るのは３６５３分の１で、さらに最終的に国の承認を得るのは１万２８８１分の１とされるくらい、大幅に淘汰されるのである。

臨床試験が成功するかしないかは容易には予測しづらいので、ある種の賭けと言えなくもない。ハイリスク・ハイリターンの世界と言ってもよいであろう。この開発の費用が膨らむにつれ、単独の会社だけではやっていけないこともあり、近年世界中で製薬企業の合併や吸収が進められている。

薬物の候補物質が臨床試験に至るまでの段階を、前臨床と呼ぶことがある。ここでは動物や培養細胞などを用いて、有効性や安全性（胎児への安全性も含む）などが調べられる。この段階は生化学や薬理学の研究者には興味深いものであるが、本書の読者には興味がないであろうから省略して、一足飛びに臨床試験の段階にいくことにする。

臨床試験の段階

いくら動物実験で有効かもしれないと期待されても、実際にヒトで使ってみなければ最終的な判断はできない。ヒトといっても健康な人ではなく、実際にその病気をもっている患者さんで調べなければならない。

ここで候補の薬物が新薬として日の目を見るかどうかが最終的に判断される。つまり、ここでの成績が薬物の実力とみなされるのである。多少とも薬物療法を専門とする医師にとっては、この臨床試験のデータは重要で、新薬の発売と同時にこのデータが公表されると、中身をよく眺めることになる。

表3-1　臨床試験の段階（相）

	対象	内容
第１相	健康なボランティア（100人くらい）	副作用の検討や薬物の吸収・排泄などの測定
第２相	少数の患者（200～300人くらい）	投与量と効果の見当づけ（瀬踏み）
第３相	多数の患者（数百から1000人くらい）	安全性と効果（有用性）の確認（比較対照試験など）
第４相	くすりが使用された患者	販売後の副作用などを調査

臨床試験は、表３－１にあるように第一相から第四相までの段階に分かれている。第四相はくすりが市販された後に実施されるので、発売前に行われるのは第三相までである。臨床試験は国の基準に則って行われることになっており、わが国ではこれを行政用語で「治験」と呼んでいる。

治験のうちでも最終段階に行われるのが、第三相で行われるランダム化比較対照試験（Randomized Controlled Trial：ＲＣＴと略される）である。これがどのように行われるかはくすりの有効性の判定を考えるうえで重要なので、ここでくわしく説明していこう。

ランダム化比較対照試験とは

「比較対照試験」というのは、被験者の患者さんを対照群（コントロール群）と薬物群に分けて試験を行うものである。コントロールされている（controlled）という英語は、管理されているという意味ではなく、対照群をおいているという意味である。

対照群に対しては、昔から使われている代表的なくすりを用いることもあったが、今では「プラセボ（偽薬）」と呼ばれる、色や形は実薬と同じでもくすりとしては活性のない物質が投与されることが多い。一方、薬物群で投与されるのは実際に有効成分のあるくすりなので、「実薬」と呼ばれる。

なぜこのようなことをするかというと、精神科のくすりに限らず、プラセボを投与された患者さんでもかなりの割合で病気がよくなることが知られているからである。これを「プラセボ効果」という。自然に軽快していく病気の場合は、たしかにプラセボでもよくなるであろう。しかしそれだけではない。比較対照試験は、実はこのプラセボ効果との戦いと言ってよいくらいであ

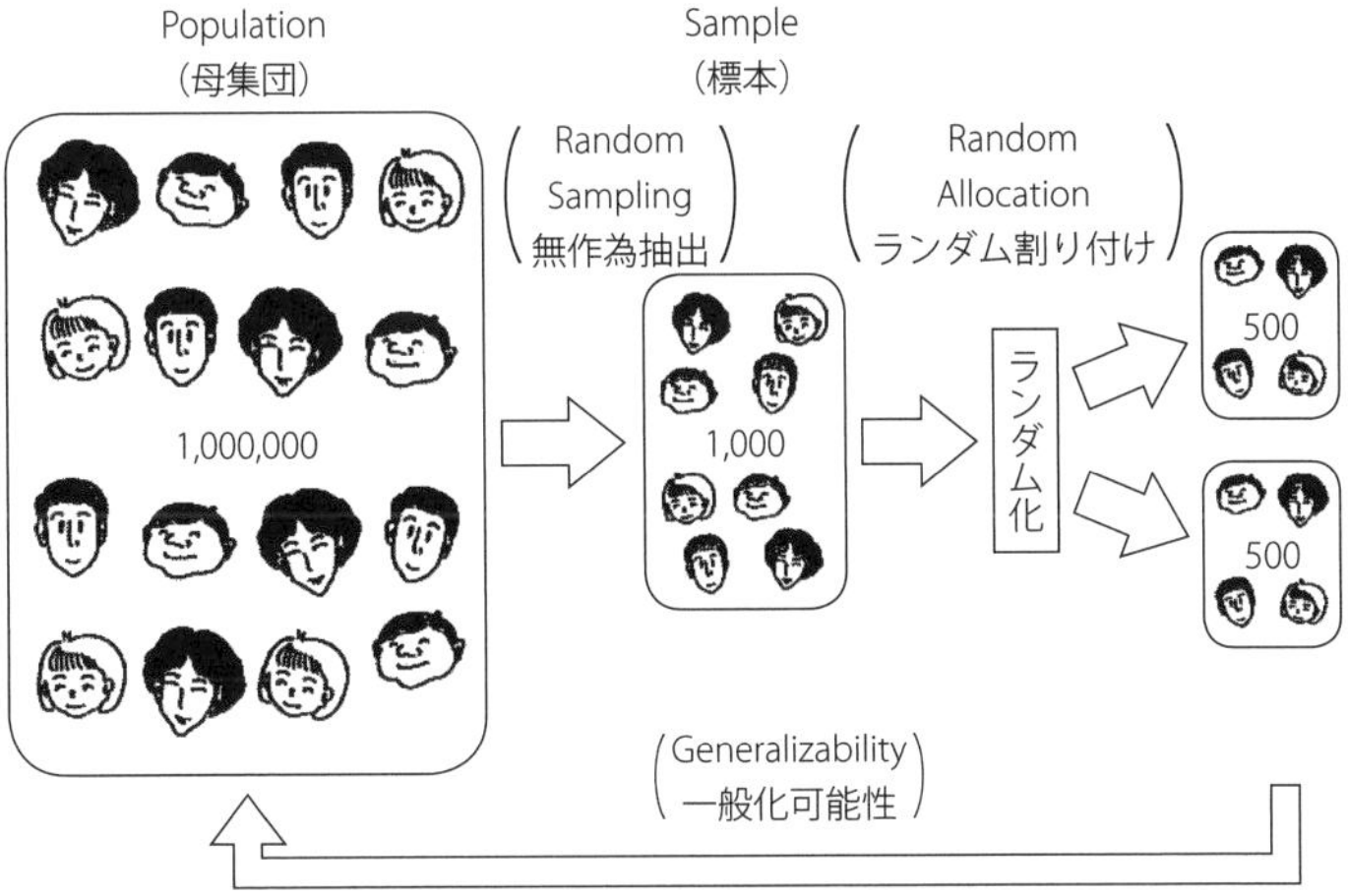

100万人の母集団からランダムに1000人を抽出し、この被験者をさらにランダムに実薬とプラセボに割り付けたとする。このような方法で行えば、最終的に500人ずつになったとしても、ここで得られた所見は理論的には元の100万人にも適用できるであろう(一般化ができる)。本図の使用には、東京大学客員教授、津谷喜一郎氏の了解を得た。

図3-1　ランダム化比較対照試験の基本構造

る。

もう一つ、「ランダム化」というのは、患者さんをこの二群にランダム(「無作為」という訳もあるが、何もしないということではない)に振り分けるという意味である。図3－1を参照されたい。同じ病気であっても患者さんには個人差があるし、病気の性質も異なる。たとえば、まず年齢や性別が異なる。重症度も異なるであろうし、病気になった期間も違う。被験者の患者さんが特定の群に偏ってしまうと、結果も偏ってしまう。

また、プラセボ群にはいわば偽のくすりが投与されることになるので、治験を担当する医師は、こちらには症状の軽い患者さんを振り分けたいという気持ちが湧くかもしれない。そうすると、結果的に実薬のグループには重い患者さんが割り振られ、実薬群には不利になってしまう。このような偏りを防ぐために、患者さんの振り分けは「くじ引き」（実際にくじを引くわけではない）で、ランダムに行うことになっているのである。

しかも、このとき、どの患者さんがどの群に割り振られたかは、患者さんだけでなく、医師にもわからないように行うことが重要である。これを二重盲検（double blind）という（最近は「盲検」よりも「マスキング〔遮蔽〕」という用語が使われ始めている）。

ここまですれば、いいかげん偏りはなくなりそうだと思われるであろう。しかし実はこの方法をもってしても、まだいくつかの偏りを避けることはできないのである。臨床試験に限らず、医学研究は、密かに紛れ込むこのような「偏り」（バイアスという）との戦いである。とはいえ、この二重盲検ランダム化比較対照試験以上に、くすりの有効性を厳格に調べる方法はないというのが現実である。

臨床試験の限界

このような臨床試験で得られるくすりの有効性は、あくまでも臨床試験という、研究のために純粋な場面を設定したときに得られるものである。しかし、臨床試験というのは特殊な状況であり、実際の臨床場面とは大きく異なる。

その特殊性を表３－２に示した。臨床試験は安全に行う必要があるので、ふつうは子どもや高齢者、身体に重い障害のある人は除外される。患者さんの数にも限りがあり、多くても１０００人くらいであるから、数千人にひとり起こるようなまれな副作用は、臨床試験では発見されづらい。くすりの投与法も、効果を判定するために単純化されている。

しかし実際の臨床場面では、くすりは高齢者に使われることもあり、糖尿病や高血圧などの持病があるからといって完全に使用を差し控えるわけにはいかない（もちろん通常以上の注意は必要である）。くすりの量や投与期間は、病気に合わせて柔軟に変更していかなければならない。

臨床試験というのはくすりの実力を調べるものであるが、実際の使用場面ではさまざまな要因が関与し合って、最終的なくすりの有用性が明らかになるのである。そのなかには、医師・患者関係という要因もある。精神科ではとくにこの要因は重要である。

表3-2　臨床試験の限界

- 症例数が少ない
- 投与法が単純（単剤投与、投与量も一定など）
- 期間が短い
- 小児・高齢者・妊産婦が除外される
- 身体的な合併症のある患者が除外される
- 同意を得られない患者がいる
- 専門的な医療機関で行うのが普通

臨床試験の倫理的な問題

臨床試験はある意味で、「効くか効かないかわからないくすりを患者さんに服用してもらって、その効果の有無だけでなく副作用までも調べる試験」と言えなくもない。どぎつい言い方をすれば、一種の人体実験である。「人をモルモット扱いするもの」と怒られるかもしれない。

臨床試験は文字どおり試験なので、第一の目的はくすりの効果を調べることである。つまり、臨床試験は治療を目的にはしていない。しかし、薬物を開発するうえではどうしても通らざるをえない段階なのである。このような段階で被験者になっていただける患者さんのボランティア精神には、頭を下げるしかない。

もっともある人たちは、そんな危険な試験をするくらいならば新しいくすりはもういらない、と言うかもしれない。あるいは、そういうのは外国でやってもらって（多くは発展途上国でやることになるのであろう）、効くと判定されたくすりだけ輸入すればよいではないか、と言う人もいるであろう。

前者の立場に立てば、新しいくすりは出てこず、現在以上に効果的なくすりは望めないことになる。これは、難治の病気で悩んでいる人には耐えられない状況であろう。また、治療法を開発しようと意気込んでいる医療者の意欲をくじけさせ、医学研究の活性を下げてしまうかもしれない。

後者の考えは、自分の国はリスクを避け、おいしいところだけいただくということになる。国際的な公平性という面では、いかがなものであろうか。むしろ最近は、一つの国だけで臨床試験を行うのは困難なこともあり、多くの国が共同して行うようになってきている。人種的な問題もあるためか、日本では東南アジア諸国と共同することが多い。

臨床試験におけるバイアスの問題

先ほど、臨床試験でいかにしてバイアスを避けるかについてお話しした。ここでいくつか、バイアスとしてよく取り上げられるものを紹介する。

おそらく読者は、どうして研究者はそこまでバイアスの有無（正確にはそのバイアスが結果の解釈を誤らせる程度）にこだわり、試験結果にツッコミを入れるのかと思われるであろう。しかし、これが科学的な厳密性ということなのである。臨床研究の論文を熟読すれば、誰にでも長所や欠点がみえてくる。第三者からの批判を許すためにも、その結果は公表されなければならないのである（もちろん、これが完全に公正に行われるとは限らないのは人の行為の常であるが）。

まず**選択バイアス**とは、臨床試験の対象患者さんを恣意的に分けることによって生じるバイアスである。先にも述べた、病気の重そうな人には実薬を投与し、症状の軽い人にはプラセボを投与しようとするようなことである。こんなことをすれば結果が偏るのは当たり前であるから、対象患者さんをランダムに割り付けるのである。

次に**観察バイアス**とは、効果を判定するときに観察者（担当する医師）の思い込みによって生じるバイアスである。たとえば、症状を評価するとき、どうしても担当者は、実薬を投与している患者さんのほうがよくなっているはずだというふうに考えがちになる。これはよくある人間の心理であろう。これを避けるのが二重盲検法である。観察者も被験者も、どちらのくすりが投与されているかを知らない条件下におくのである。しかし、どうしても担当医師にどちらが投与されているかわかってしまいそうな場合は、どちらが投与されているかを知らない第三者に治療効果の評価をしてもらうという方法がある。

最終的に試験が終了したときにも、その結果を解析するときにバイアスが生じる。これを**解析バイアス**という。典型的には、途中で試験をやめて、治療を受けにこなくなってしまった患者さんたち（脱落例と呼ぶ）をどう判定するかという場面で生じる。よくなったので、「もういいや」と思ってこなくなったのであろうか。それとも、逆によくならなかったので、あきらめてこなくなってしまったのであろうか。これを恣意的に解釈して、途中でやめた患者さんを全体から除外したりするとバイアスになるので、現在ではすべての患者さんのデータを取り込んで解析することが求められている。よく行われているのは、途中でこなくなった患者さんについては、その最後の結果が最終評価の時点でも継続していると仮定する方法である。

さて、このようにしてたくさんの臨床試験が世界中で行われている。その結果はどこで知ればよいのであろうか。通常は、臨床試験の報告は、国際的な医学雑誌に投稿されることで、われわれの知るところとなる。しかし、うまくいかなかった臨床試験、つまり行った側に都合の悪い結果が出た試験は、公表が控えられてしまうかもしれない。そうすると、臨床試験全体の結果が歪んでしまうことがある。これを**出版バイアス**という。

たとえば、同じような臨床試験を三つのグループで行ったとき、二つでは思いどおりの結果が得られたが、一つはうまくいかなかったとしよう。そのとき、うまくいかなかった試験がボツにされて論文として公表されないと、あたかもすべての試験がうまくいったような印象を与えることになる。貴重な臨床試験でも、結果がぱっとしなかったために発表されないと、そもそものような試験は行われなかったのと同じことになってしまうのである。

そこで現在は、臨床試験は国際的に登録制になっていて、インターネット上で公開されている。[※3] 公表された論文をみると、その試験の登録番号が記載されている。これによって少なくとも、公表されなかった臨床試験の有無はわかるシステムになっている。残念ながら、公表されなかった場合は、その内容は知りようがない（最近の有力な国際学術雑誌では、あらかじめこれらの登録がなされていなければ、その臨床研究の報告は掲載しないというルールを設けている）。

この出版バイアスは、必ずしも臨床試験を行う側（多くは製薬企業と担当する医師）のせいで生じるというわけではない。論文を掲載する雑誌の側の問題もある。医学論文を出版する会社は海外では学会誌を除き私企業なので、購読者を意識しなければならない。結果が芳しくない論文ばかりを掲載しては読者が離れていってしまうので、どうしても派手な結果（従来よりもダントツ

※3　たとえば日本ではＵＭＩＮ臨床試験登録システム（http://www.umin.ac.jp/ctr/CTR_Background.htm）、米国ではClinicalTrials.gov（https://clinicaltrials.gov/）などがある。

に有効なくすりが見つかったとか、思いもしなかった薬物が有効であったとかいうストーリー）の論文を載せてしまいがちになるのである。

臨床試験とは直接関係しないが、疫学研究などで重要視されているのが**想起バイアス**と呼ばれているものである。これは調査時点から時間をさかのぼって原因を探ろうとする研究でよくみられる。たとえば、障害のある子の出産と、妊娠中にある薬物を服用したこととの関連を探る研究を考えよう。障害児を産んだ母親と健常児を産んだ母親の両方に、妊娠中に薬物をのんだかどうかを尋ねる。このとき、障害児を産んだ母親のほうが過去の出来事について敏感になっているので、服薬などの出来事も思い出しやすいであろう。一方、健常児を産んだ母親はさほど熱心に思い出そうとしないかもしれない。結果として、くすりの影響は過大に報告されやすくなる。がんの患者さんで、過去の不適切な生活習慣とがん発症の関係を調べるときなどにも生じやすい。

医学研究に必要な誠実さ

実はこれ以外にも、医学研究においては結論を誤らせやすいたくさんのバイアスがあることが知られている。そのことには、多くの研究の当事者も気づいていない（知っていてズルをしているのはごく一部の人たちだけと思いたい）。

発表済みの論文をよく読めば、ある程度このようなバイアスの有無はわかってくる。最近は医学論文も、「効いた、新発見だ」と調子のよいことばかり記載するのではなく、本文中に論文の限界（"Limitation"という項目がよく設けられている）を自己申告することになっている。ここを読むと、その論文のもつ説得力の限界が、十分ではないにしてもある程度明らかにされる。医学研究においては、その結果だけでなく誠実性や公平性も重要なのである。

本章では、くすりが有効かどうかを調べるための臨床試験についてくわしくお話ししてきた。くすりの有効性は、このように科学的に厳密な方法で評価されている。厳密な方法というのは、結果の解釈を誤らせるバイアスなどの要因をできるだけ明らかにし、除外していくことである。「このくすりは効きますか」という答えを出すために、これだけの手続きがとられているのである。

とはいっても、誰にでも効果のある、１００％有効なくすりがあるわけではない。臨床研究の結果は、効果がある・なしの二分法ではないのである。それでは、実際の臨床試験ではどのように有効性や副作用が評価されているのであろうか。次章はそのお話をしてみたい。

4　臨床試験の結果を読み解く

臨床試験のサンプル論文

臨床試験の結果をどう読み解くかを考えるうえでの一例として、ここではある抗うつ薬についての論文[1]をサンプルとして取り上げることにしよう。２０１４年に*International Clinical Psychopharmacology*という雑誌に発表されたものである。

この論文で扱われている抗うつ薬は、米国では発売済みであるが、わが国ではまだ発売されていない。従来の抗うつ薬の改良版で、米国では、効果は従来のものとほぼ同等であるが、副作用が少ないとされている。

この抗うつ薬のランダム化比較対照試験（ＲＣＴ）は、本論文を含め二つが報告されている（さらに少なくとももう一つ行われているはずであるが、現時点では未発表のようである）。論文の筆頭著者はフランスの医科大学の医師である。もちろん大学にこのような臨床試験を行えるだけの多額の資金があるはずもなく、くすりの開発元の企業が研究費用を負担している。論文を細かく読むと、結果の解析や論文執筆にも製薬会社が協力しているときちんと書いてある（わが国で起きた某高血圧薬のスキャンダルのように、製薬企業の関与を隠したりはしてはいない）。臨床試験の登録コードはNCT01140906とある。※4

臨床試験の概要

臨床試験は２０１０年から翌年まで、ヨーロッパ諸国と南アフリカの計13ヵ国で行われている。参加するうつ病の患者さんは広告などで募集されている。このような広告による募集は日本でも行われているので、治験への参加を募る新聞の折り込み広告などを見たことのある読者もいるかもしれない。

この臨床試験の参加者として適切であると判定された人たちは合計で６０８人。この人たちをランダムに、試験薬の低用量、高用量、すでに発売されている代表的な抗うつ薬、プラセボをそれぞれ投与する４群に振り分けている。煩雑になるので、ここでは低用量の群は外すことにしよう。したがって、今回注目するデータは試験薬、発売済みの抗うつ薬、プラセボの3群である。

試験への参加者（被験者）として適切かどうかの条件は、①きちんとした診断基準でうつ病と診断された、②症状が軽すぎず重すぎもしない範囲内にある、③子どもや高齢者ではない、④重大な身体の病気を合併していないなどである。この試験では診断はDSM－Ⅳを用いて、大うつ病性障害と診断された18歳から75歳までの患者さんを選んでいる。

症状の重症度の評価尺度には、モントゴメリー・アスベルグうつ病評価尺度（MADRS[※5]）を使っている。点数が高いほど重症である。臨床試験では、症状が軽すぎる人は自然に治ってしまうかもしれないし、重すぎる人はプラセボに振り分けられたときやくすりが効かなかったときに危険なので対象とならない。強い自殺念慮などをもっている人も当然除外する。この試験では点数が26点以上の患者さんを選び、試験開始時の平均は31・4点であった（症状の重さとしては中等度である）。これ以外にも実施上の細かな約束事や同時に行ったさまざまな検査や評価項目があるのだが、それらは省略し、最終的な結果を図4－1に示そう。

実は最終的に何を評価するのかは非常に大切で、臨床試験の前にはっきりと決めておかなければ

※4　ClinivalTrial.gov で、このコードの臨床試験の計画を見ることができる。
※5　うつ病の症状や、それぞれの重症度を評価する尺度。モントゴメリーは英国、アスベルグはスウェーデンのうつ病研究者で、この両者が考案した。アスベルグは英語読みで、たぶん本当はオースベリのように発音するはず。

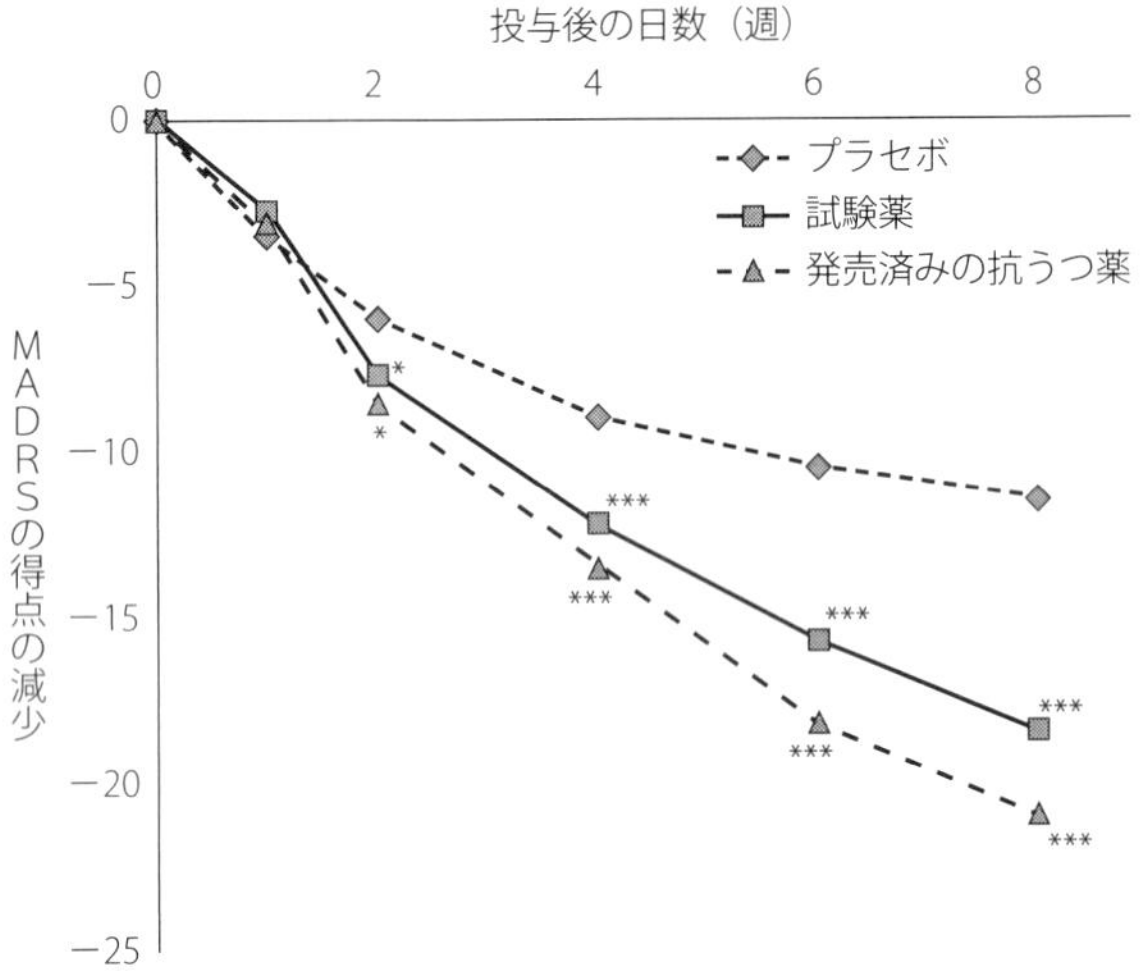

図4-1　臨床試験の結果

ばならない。それは、思いどおりの結果が得られなかったとき、後知恵で都合のよい結果だけを引っ張り出すことがないようにするためでもある。ここで最もその結果が知りたい評価項目（主要評価項目〔primary endpoint/outcome〕）は、くすりを投与してから8週目のMADRSの点数の低下である。

臨床試験の結果

図4－1をみると、最終の8週目の時点に統計学的に意味のある差（有意差という）を示す＊印がついている。おめでとうございます。これは成功した（期待した成果が得られた）試験である。どの群もくすりが投与されるにつれて、徐々にMADRSの点数が下がっている（症状が軽快している）。

ここで大事なのは、試験薬の群がプラセボ群よりも下がり方が大きいかどうかである。8週目の結果をみると、試験薬では平均7点くらいプラセボよりも低くなっている。また、発売済みの抗うつ薬でも試験薬と同じように点数が下がっていることは、試験が全体としてきちんと行われていたことを示している。＊三つの印は、統計的には0・001の確率で有意であることを示す。これは、抗うつ薬とプラセボの間に差がないと仮定した場合、1000回に1回しか起こらない、つまり偶然で起きたとは非常に考えにくいという意味になる。

この試験を主催した製薬会社はさぞほっとしたことであろう。この臨床試験が承認に向けての大きな力となったことは当然である。

副作用の解析

気になる副作用についての評価も、もちろんある。悪心（気持ち悪さ）、頭痛、下痢、口渇、ふらつき、だるさ、汗かきなどの項目がチェックされている（表4－1）。

この種類の抗うつ薬では、悪心や下痢など消化器系の副作用がよくみられることが知られている。やはり抗うつ薬を投与された患者さんでは悪心が多くなっているのがわかる。ちなみにプラセボで10・1％の人が悪心を訴えるのに対して、試験薬では31・8％であった。だいたい3倍である。

しかし、そのほかの副作用の項目では、プラセボと比べて抗うつ薬の患者さんに有意に多いものはない。プラセボでも頭痛は7・6％、ふらつきは6・4％訴えられている。

プラセボでみられる「副作用」は、好ましくない方向に働いたプラセボ効果だと言うこともできる。患者さんは、試験薬かプラセボかはわからないにせよ、何らかのくすりをのんだことに対して反応していると考えられる。この反応を、ネガティブなプラセボ効果という意味で「ノセボ（nocebo）効果」ともいう。

表4-1　副作用の頻度（%）

副作用	プラセボ	試験薬	発売済みの抗うつ薬
悪心	10.1	31.8***	30.6***
頭痛	7.6	12.6	10.9
下痢	3.8	7.3	6.1
口渇	3.2	6.0	9.5
ふらつき	6.4	5.3	10.2
だるさ	2.5	3.3	5.4
汗かき	3.8	0.0	7.5
何らかの副作用	50.8	66.2	65.3

表4－1の最下段に載っているのは、これらの副作用の割合を合計した値である。試験薬や発売済みの抗うつ薬では、60％台なかばの患者さんが何らかの副作用を訴えていることがわかる。しかしプラセボでも50・8％である。読者の方は、この数字を見てどう思われるであろうか。8週間もずっと観察していけば、どんな人でもこれくらいの割合で頭痛やふらつきなどはふつうに経験するのではと思われるかもしれない。あるいは、もともとのうつ病の症状かもしれない。

実際、ここでは「副作用」という言葉を使っているが、この業界では「有害事象（adverse

event)」という用語のほうがよく使われている。つまり、好ましくない（有害な）出来事という意味で、それがくすりのせいであるかどうかはここでは問わないとするのである。「ともかく試験中に起きた好ましくない出来事」ということである。一般によくいわれる副作用は、この有害事象を指している場合がある。

したがって、この薬物の副作用としてあげられているものは、すべてが薬物のせいとは言えない。しかし、どれくらいが薬物によるもので、どれくらいがノセボ反応で、どれくらいが日常生活上に起きる体調のたまたまの変化にすぎないのか、あるいはどれくらいがもともとの病気の症状かの判断は、実際はむずかしいことが多い。とくに、お腹の調子の悪さやふらつきなどのように、よくある身体的な不調の場合はそうである。また、以前にも述べたように、重大ではあるがまれな副作用はこのような少人数の試験では見つかりづらいであろう。

したがって臨床家は、この数字を注意深く眺めながら、実際にくすりを使用したときに患者さんがどのような「副作用」を訴えやすく、またその重要性をどのように評価すべきかを考えるのである。

結果のくわしい検討

――「このくすりはたいして効果がないのでは?」

ところで、図4-1をじっくり見てみると、いろいろと疑問がわいてくるのではないだろうか。たとえば、プラセボでもかなり症状評価尺度の点数は減少している。有効成分が入っていないプラセボであれば、症状はずっと同じままか、どんどん悪くなってしまうのではないかと思うかもしれない。しかし、有効成分のないプラセボでも平均12点も減っているのである。これがいわゆるプラセボ効果である。

また、試験薬の群がプラセボ群より7点低いのは事実としても、「これくらいのわずかな変化に意味があるのか」という感想をもたれる人もいるであろう。

あるいは、最初に参加した患者さんたちが最後までこの試験に参加しているのか、気になる人がいるかもしれない。くすりが効かなかった人たちが少しずつ脱落していって、最終的に少人数だけが残っていたというのでは、このデータはあてにならない。ちなみに図には示さなかったが、8週目の脱落率はプラセボでは17%、試験薬では17%、発売済みの抗うつ薬では10%くらいであった。脱落率としては、ほかの臨床試験と比べて小さいほうである。

さらに、この臨床試験の結果をまとめたもう一つの図(図4-2)を紹介しよう。これは患者さんのうちどれくらいが、最終判定の8週後に薬物に「反応」したり、症状が「寛解」したりしたかを示したものである。ここで「反応」というのは、症状評価尺度の点数が半分に減ること、「寛解」とは、ほとんどうつ病の症状がなくなったと見なせる10点以下になることをいう。

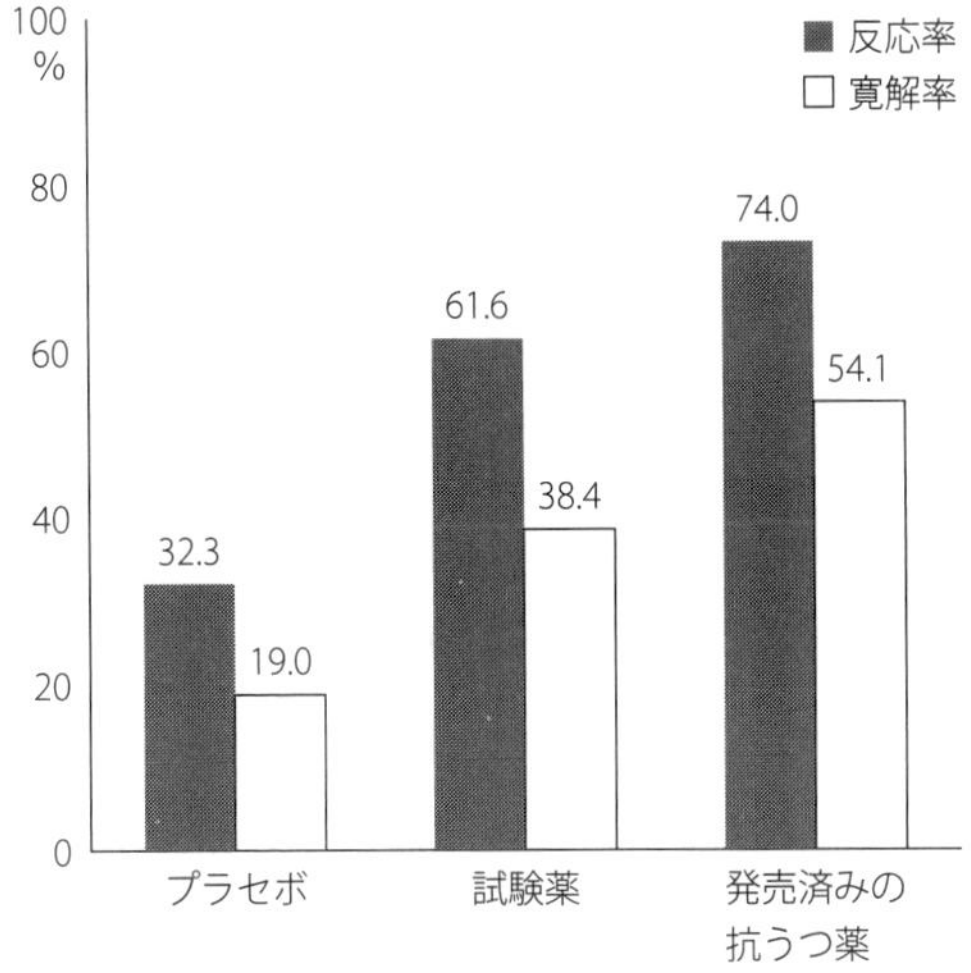

図4-2　反応率と寛解率

この図4－2を見て、やはり先ほどと同じような感想をもたれた読者がおられるのではないだろうか。なんと、プラセボでも2割の患者さんが寛解しているのである。それでも、試験薬の寛解率はプラセボの2倍弱であるから、比率から言えばけっこう健闘しているようにも思える。しかし、「たった20％くらい増えただけではないか」と言うこともできる。もっと極端な解釈は、「この抗うつ薬は、この20％しか効いていないのだ」というものである。

　では、「この抗うつ薬の効果は20％にすぎない」と言ってよいのであろうか。引き算ではそうである。一方、「いやいや、そうはいってもこの試験薬では40％弱の人が寛解しているのですよ」とも言える。

さて、読者がもたれそうなこのような疑問をまとめると、「この試験ではプラセボでもかなり病気がよくなっていて、くすりの効果はそれにわずかかプラスするくらいだ。この程度のくすりを効果ありと判定して、医者は患者に投与するのか？」ということであろう。

NNT（必要症例数）という指標

先ほどの「寛解率でみると、効果の差は20％しかない」ということをもう少し考えてみよう。プラセボと比較したときのくすりの実力を示す指標の一つに、NNTというものがある。Number Needed to Treatの略で、治療のために必要な症例数という意味である。「必要症例数」などと訳されている。

NNTの計算は簡単で、たとえば先ほどの試験で寛解を指標としたとき、試験薬の寛解率からプラセボの寛解率を引いた数字の逆数である。図4－2から寛解率の差を計算すると、38.4－19＝19.4。その逆数をとって、1／0.194＝5.1。小数点以下切り上げで、NNTは6となる。

このNNTは通常、「ある効果を得る患者をひとり増やすために、何人の患者の治療を必要とするかを表すもの」などといわれているが、あまりピンとこないかもしれない。プラセボでも、ある程度の効果がある。そこで、くすりを服用することによる正味の利益を表そうとしたのがNNTである。とりあえず、数字が小さいほど実力がありそうで、逆に数字が大きいほどプラセボとの差が小さく、効果がいまひとつということはおわかりいただけるであろう。

ちなみに、この臨床試験における試験薬のNNTが6という結果は、ほかの抗うつ薬の試験に比べてどうなのであろうか。結論を言えば、ほかの抗うつ薬でも最近はこの数字よりもNNTが大きいことが多く、このくすりはむしろかなり健闘しているほうである。

治療の効果を示すさまざまな方法

NNTは直感的にはわかりづらい指標なので、なんとなくごまかされたように思えるかもしれない。そこで、治療の効果を示すほかの方法も紹介したい。

この臨床試験では、とりあえず寛解率を治療効果の指標としよう。このとき、試験薬での寛解率からプラセボの寛解率を引いた19・4%を**絶対リスク減少**という(NNTはこの絶対リスク減少の逆数である)。先ほどの「寛解に至る割合が試験薬とプラセボで20%しか違わない」というのは、この絶対リスク減少について述べている。

一方、プラセボの寛解率を試験薬の寛解率で割って、相対的なリスクの減少をみることもできる。ここでは1−19/38.4=0.51となる。これを**相対リスク減少率**という。試験薬のほうからみ

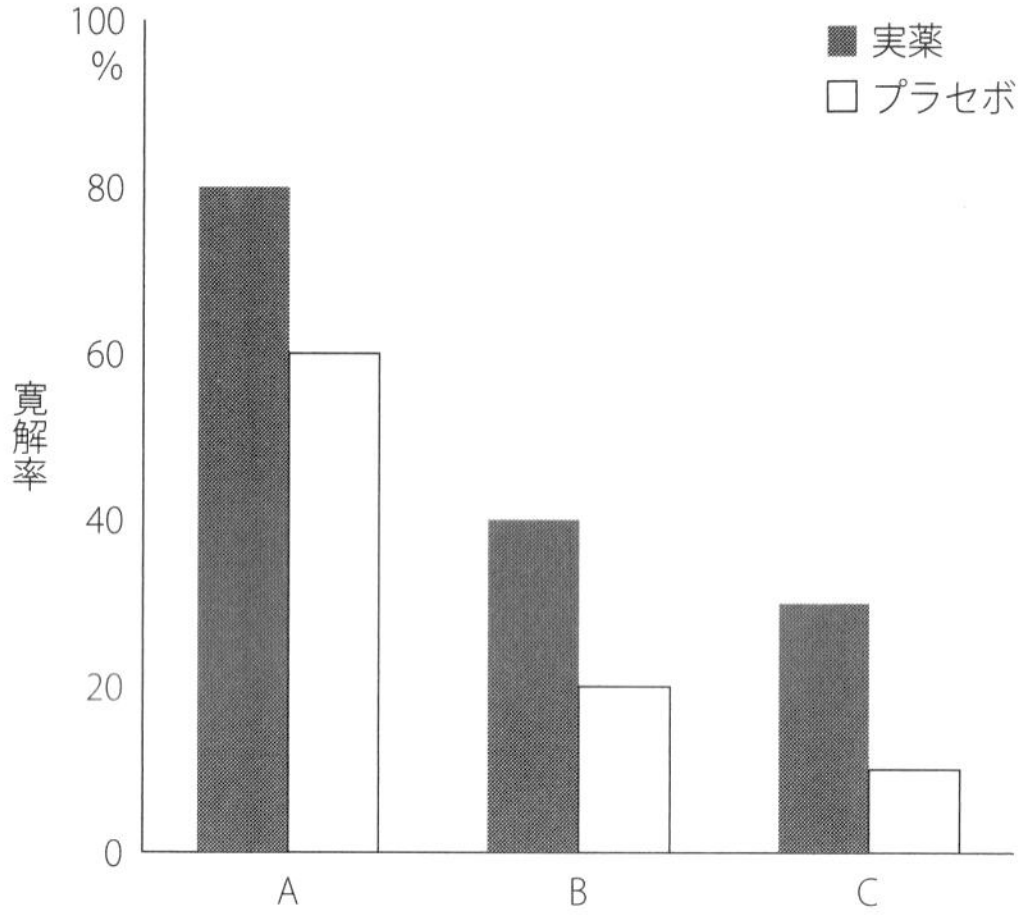

図4-3　NNTと絶対リスク減少が同じ値をとる3ケース

れば、リスクの減少率はほぼ2倍ということになる。そうすると「試験薬はプラセボより2倍も寛解に導く力がある」とも言えることになる。しかし、これでは結果を誇張しているかのように響く。このように相対リスク減少率は、そのままでは誤解を生じやすい指標である。

絶対リスク減少、相対リスク減少率、NNTは、みな治療の効果を表す指標であるが、受ける印象はずいぶんと異なる。たとえば、NNTが5で、寛解率の差（絶対リスク減少）が20％という同じ値は、図4－3のA、B、Cいずれでもありうる。Aは実薬の効果も高いが、プラセボの効果も高い。Cはどちらも効果はあまり高くない。BはAとCの中間である。絶対リスク減少は当然同じであるが、相対リスク減少率はAでは1－60／80＝0.25、Bでは1－20／40＝0.5、Cでは1－10／30＝0.67となる。相対リスク減少率という割り算からみると、Cが最も効きそうなくすりのように思いがちであるが、実際の寛解率は全体のなかで最も低いのである。

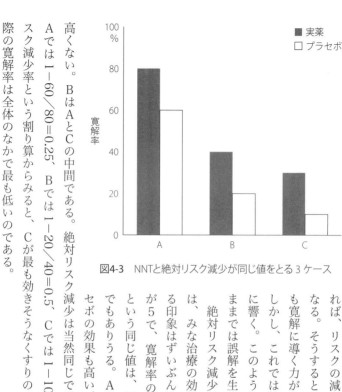

くすりの実力は、プラセボ効果からどれくらい際立った結果が得られるかということである。そうすると、くすりの実力を一つの数字でなんとか表そうとしたとき、相対リスク減少率よりもＮＮＴが選ばれやすくなる。少なくとも、読者には、結果の「差」とか「比」だけでは、くすりの実力は表せないことを知っていただきたい（ＮＮＴについては、次の章でもう一度触れる）。

治療効果の指標として、ほかにもエフェクトサイズ（effect size：「効果量」などと訳される）という指標が知られている。ＮＮＴの場合は、結果はある・なしの二者択一で示されていたが、結果が連続した値をとる（たとえば評価尺度の得点）ような場合は、このエフェクトサイズが用いられる。ここでは専門的になるのでこれ以上述べないが、興味のある読者は専門書[※6]を参照されたい。

臨床場面での医師の判断

実際の臨床場面でくすりを使用するときには、医師はくすりの治療効果の大小だけでなく、さまざまな要因を考慮に入れて治療を開始する。

たとえば、図４－３のＣの場合では次のようなことが考えられる。治療しないときわめて悪い

※6　出版年が少し古いが、Gordon Guyatt, Drummond Rennie 編（古川壽亮、山崎力監訳）『臨床のためのＥＢＭ入門』医学書院、二〇〇三年。あるいは1章で触れた古川『エビデンス精神医療』。

経過をとる（プラセボだと10％しか改善しない）病気に患者さんがかかっているとしよう。たとえ予想されるくすりの効果が30％で、その差は20％しかないとしても、医師なら誰でも効果の出ることを祈りながらくすりを処方することになるのではないか。きつい副作用でも我慢してもらうよう説得するであろう。

一方、Aのように、くすりとしての活性をもたないプラセボでも60％の改善が見込めるような場合ならば、あえてさらに20％の上乗せのためにくすりを処方するかは悩ましい問題である。やっかいな副作用の出現が予測されるときには、くすりの処方を差し控えることがあるかもしれない。

うつ病の患者さんに抗うつ薬を処方する場面を想定してみよう。どんな医師でも、重いうつ病の患者さんが、つらさのあまり脂汗を流しながら苦悶しているときには、たとえ効果はわずかであるとしても、すぐにでも抗うつ薬を処方するに違いない。一方、上司に叱られてうつ病になったと主張する若者が、「くすりをのんで仕事を休んでさえいれば治ると聞いた」と言って、抗うつ薬の処方と休職の診断書を初めての診察で希望している場合は、治療者としては薬物療法の開始を躊躇してしまうところである（休職の診断書も！）。

このように、実際の臨床場面で薬物療法を開始するか、あるいは控えるかを判断するときには、くすりの実力だけでは判断できず、くすりへの反応性にかかわるたくさんの要因を評価しなければならないのである。ここでは病気の重症度、特徴的な症状、患者さんの薬物への希望や期待、想定される副作用、年齢や性別などのさまざまな要因を数え上げることができる。

*

本章ではうつ病に対する抗うつ薬の使用についてもっぱら述べてきた。統合失調症、不安症、不眠障害などほかの精神疾患でも事情はほとんど同じである。診察場面でも、本来ならば、このような薬物の効果や限界についてじっくりと患者さんに説明しなければならないのであろうが、医師と患者のあいだにある情報の差は大きい。この差を少しでも埋めて薬物療法についての理解を深めてもらおうというのが、本書の目的の一つなのである。

さて、本章もずいぶん理屈っぽくなってしまった。次章は、「精神科のくすりはみんなプラセボよりちょっとよいくらいで、たいして効かないくすりなのでは」と本当に言ってよいのか、という疑問に答えていきたい。

5　精神科のくすりの実力は？
——他科のくすりと比較する

精神科のくすりは他科のくすりと比べてどれくらい効くのか

精神科のくすりが効果を示す症状には、妄想や幻聴といったふつうの人には理解しがたいものがある一方、不安や抑うつといった誰でもある程度経験することのあるものもある。ほとんどすべての人が経験する不眠という症状に対しては、睡眠薬[※7]というくすりがある。

当然、くすりは精神科だけで使うわけではなく、さまざまなくすりが臨床の場面で使われている。鎮痛薬、下剤や便秘薬、胃薬といったところは、多くの人が1年のうちに数回は服用するのではないだろうか。これらの一般的な薬物に加え、高血圧、高脂血症、糖尿病のくすりなどは、持病のある読者ならば、現在服用中であるかもしれない。われわれはしばしばこれらのくすりを服用して、「効いた」とか「効かなかった」と言っているのである。

それでは、精神科のくすりの効果は、ほかの科で使用されるくすりと比べてどうなのであろうか。これは、「精神科のくすりはほかの科のくすりよりも効くのか効かないのか」という、精神科薬物療法の鼎の軽重を問うような問題である。本章ではこれに答えてみようと思う。ある意味で、異種格闘技のような試みである。

自分でのんで効き目を判断できる？

くすりの効果というと、何でも自分で試してみなければ信じないという人もいる。元来健康な人がよく使うくすりは、だいたい急性の症状に対してのものである。自分自身が服用した経験をもとにして、くすりが効くか効かないかを実感しやすいのはこのような急性の病気である。

しかし、数日続いてゆっくり軽快していくような病気（たとえば風邪など）では、自然経過とくすりの効果との区別はむずかしい。くすりをのみ続けたので病気や症状がなくなったのかもしれないが、実際はたいして効いていなくて自然経過で軽快したかもしれないからである。

さらに、慢性の病気（高血圧、高脂血症、糖尿病など）に使うくすりは、続発するさらにやっかいな事態（脳卒中や心筋梗塞）や合併症を防ぐためのものなので、そもそも効き目を実感することはむずかしい。たいていの人は、医師から勧められているのでまあ続けているというのが本音であろう。

精神科のくすりはすぐに効果を判定できないものが多い

精神科のくすりは一部を除くとすぐには効果の判定がしづらいものが多い。抗精神病薬や抗うつ薬は、最終的な効果判定まで二、三週間は必要であろう。少なくとも服用して「翌日に効く」ということはない。患者さんが服用の初期に体験するのは、だるさや眠気、吐き気などといった副作用ばかりである。

抗不安薬については、不安や緊張の緩和を服用後すぐ実感できるので、ほかの精神科のくすりとは異なるかもしれない。しかし、症状の一時的な軽快と、不安障害（不安症）の総体的な回復とが同じでないことに注意する必要がある。たとえば、抗不安薬で一時的に不安を軽減させても、

※7　「睡眠導入薬」などという言葉も使われるが、睡眠薬と同じである。睡眠薬のもつある種ネガティブな印象を避けようとしているのであろうが、誰が言い始めたのか判然としないところがうさんくさいので、筆者は使用しない。

それだけで不安障害の中核である予期不安や回避行動がすぐになくなるわけではない。したがって、不安障害の効果判定まではやはり二週間以上は必要とみるべきであろう。

また、効果を実感することが多いということと、実際にそのくすりが有効であるということは必ずしも同じではない。このような前置きをしておいて、ここから精神科のくすりの効果をほかのくすりと比べていこう。

精神科のくすりと一般のくすりの効果を比較する

ここで有効性の指標となるのは、前章で紹介したＮＮＴ（Number Needed to Treat）である。もう一度復習しておこう。ＮＮＴは文字どおりならば、「ある効果を得る患者をひとり増やすために、何人の患者の治療を必要とするかの数」ということである。もしわかりにくければ、ＮＮＴの値が小さいほど、プラセボを含む対照薬よりもそのくすりは優れている、と理解されてもよいであろう。プラセボにもある程度の効果がある場合は、このＮＮＴという指標が役に立つ。ＮＮＴは、乱暴に言えば、くすりそのものの実力と言ってもよいかもしれない。

精神科のくすりと一般のくすりの効果を比較するという大胆なことをする人も医学の世界にはいて、２０１２年にロイヒトというメタアナリシスでは有名な研究者がそうした論文を発表している(1)。表５－１、２は、その論文から筆者が抜粋したものである。

先ほど筆者が異種格闘技といったのは、当然ではあるが、「何を効果ありと評価するか」がくすりごとに異なるからである。たとえば、鎮痛薬であれば効果の指標は鎮痛であり、抗インフルエンザ薬であればインフルエンザ症状の軽快である。精神科のくすりでは、症状は単純ではないので、症状評価尺度での数値の減少で効果を表すのが一般的である。しかし、評価の方法さえしっかり決めておけばNNTという指標でくすりの効果を一般化できる。

二つの表をご覧になって、どのような感想を抱かれるであろうか。論文の著者らの結論は「精神科のくすりもほかの一般薬も効果としては同じくらい。精神科のくすりはけっこう健闘しているではないか」というものであるが……。

急性の症状に使うくすりのNNT

表5-1、2をじっくり見てみると、治りやすい急性の症状に対する効果としては、NNTが2～3。やや治りやすい急性あるいは慢性の症状では4～6くらいである。ちなみに、鎮痛薬であるアスピリンのNNTは、最大の痛みが半減することを指標とすると、4くらいとされている[2]。「えー、私は頭痛があるときアスピリンを飲むと、必ずすぐにおさまりますよ」という方がおられれば、たぶんそのうちの大部分はくすりの実力ではなく、プラセボ効果が含まれていると思っていただきたい。本物のアスピリンとプラセボの効果の差は25％（1／4＝25％）である。それ

表5-1　精神科のくすりのNNT

	薬物	平均治療期間	アウトカム	NNT
統合失調症の急性治療	抗精神病薬	6-10週	症状評価尺度による反応率	6-9
統合失調症の維持療法	抗精神病薬	42週	再発	3
双極性障害の急性躁病	気分安定薬	3週	症状評価尺度による反応率	4-6
双極性障害のうつ病エピソード	抗うつ薬	7週	反応率	3
双極性障害の維持療法	気分安定薬	52-73週	再発	2-8
大うつ病の急性エピソード	抗うつ薬	7.5週	症状評価尺度による反応率	7-10
大うつ病の維持療法	抗うつ薬／リチウム	63-68週	再発／再燃率	3-5
強迫性障害	SSRI	10週	症状評価尺度による反応率	5
パニック障害	抗うつ薬・抗不安薬	8週	不安	5
認知症	コリンエステラーゼ阻害薬	26週	症状評価尺度	15
注意欠如多動性障害	メチルフェニデート	3.3週	多動	15

表5-2　一般薬のNNT

	薬物	平均治療期間	アウトカム	NNT
高血圧の心血管障害や死亡率への長期効果	ACE阻害薬	3.9年	心血管イベント*	250
急性虚血性卒中	血栓融解療法	12-26週	死亡／介護生活	200
急性虚血性卒中	アスピリン	4-26週	死亡／介護生活	100
心血管障害と卒中の予防	低用量アスピリン		1年ごとの心血管イベント発生率	67
高コレステロール血症による心血管障害と卒中の予防	スタチン	5年	心血管イベント	250
慢性心不全	長期のACE阻害薬	2.9年	死亡率	250
片頭痛	スマトリプタン	2時間	鎮痛	5
片頭痛の予防	プロパノロール	13週	反応率	3
糖尿病	メトホルミン	10.7年	死亡率	143
C型慢性肝炎	インターフェロン	26週以上	ウイルス学的反応率	3
反射性食道炎	プロトンポンプ阻害薬	8週	寛解	2
潰瘍性大腸炎	5-アミノサリチル酸	8週	寛解	125
潰瘍性大腸炎	5-アミノサリチル酸		寛解の維持	6
多発性硬化症	インターフェロン	2年	増悪	8
乳癌	多剤化学療法	15年	死亡率	10
抗生剤	中耳炎	2-7日	疼痛の随伴	17
抗生剤	副鼻腔炎	11.8日	治癒	15
抗生剤	膀胱炎	3-17日	治癒	3

＊心筋梗塞や脳梗塞など、心臓や血管に生じた病変による病気や症状の発現

でもこの部類のくすりとしては、アスピリンは健闘しているほうである。

表5－1にはうつ病に対する抗うつ薬のNNTや、強迫性障害やパニック障害に対する抗うつ薬と抗不安薬のNNTが出ている。これらは急性の症状とは言いにくいが、それでも8週前後での効果はNNTで5前後である。一般のくすりと比べてさほど劣らない結果とみえないだろうか。

予防効果のNNTは大きい

先ほども述べたように、高血圧や高脂血症など慢性の病気に対するくすりは、脳卒中や心筋梗塞などになるのを予防するために服用する。服薬の最終的な目的は、血圧を下げることや、コレステロールの数値を下げることではない。真の目的となるくすりの効果は、くすりを年単位で服用し続けてはじめて評価できるような脳卒中や心筋梗塞になるリスクの低下である。

病気の予防が服薬の目的となっている場合は、さすがにNNTは大きくなり、9以上というところである。このように、降圧薬とか高脂血症薬などの予防的に服用する薬物のNNTはたいてい大きい。それは多くの場合、予防すべき病気は、そもそもその病気になる確率が低いためである。

たとえば、高脂血症の人がよくのんでいるスタチンというくすりがある（商品名でクレストール、リピトール、リバロなど）。これをのむことによって、脳や心臓の血管障害（脳卒中や心筋梗塞など）をどれくらい予防できるかをみてみよう。[3] スタチン服用群ではこの障害による5年後の死亡率は8・5％、プラセボ群では9・7％であった。その差は1・2％なので、これから計算するとNNTは83となってしまう。もし比で示すと、スタチン群はプラセボ群よりも12％死亡率が低いということになる。こちらのほうがいかにもスタチンが有効であるかのようにみえる。しかし、生じていることはどちらも同じで、違った表現をしているだけである。

これらのくすりをのまないと、その人が必ずその病気になるわけではない。逆にのんでいても、病気を完全に予防できるという保証はない。結局どれくらいリスクが低下したかは、個人レベルではわかりようがない。5年間律儀に毎日服用しても、死亡率はこれくらいの違いである。しかし、これを大きいとみるか小さいとみるかについては、いろいろな要素を考える必要がある。もし予防するためのくすりが安価で副作用も少なく、定期通院も苦にならないならば、毎日服用してもよいかもしれない。保険のようなものである。また、家族に脳卒中が多く、自分もなる可能性の高い人は、積極的にのむ価値があるかもしれない。その病気になったときの損害やつらさ、さらには服用する人の価値観も入ってくる。

表5－1には、統合失調症の再燃に対する抗精神病薬の予防効果が出ている。ここではNNTで3と良好である。双極性障害でも10以下なので、数字だけみればかなり健闘しているのではないだろうか。もちろん統合失調症や双極性障害の再燃と、血圧が高くて脳卒中になることとを同一視はできないであろうが。

睡眠薬のプラセボ効果は大きい

表5－1では睡眠薬のデータは掲載されていない。睡眠薬の効果はどうなのであろうか。睡眠薬はのめばすぐに効くではないかと言う人がいる。読者のなかにも睡眠薬を服用した経験のある人がいるはずである。「いただいた睡眠薬で翌日はよく眠れました」と患者さんからもよく言われる。しかし、睡眠薬の効果については、ほかの精神科のくすりに負けず劣らずプラセボ効果が高いことが知られているのである。

わが国のみならず世界でもっとも使用されているといわれるゾルピデムなど、比較的新しい睡眠薬の臨床試験結果をまとめたメタアナリシス(4)が発表されている。それによると、患者さんの主観的な入眠までの時間（睡眠潜時という）を効果の指標とすると、睡眠薬とプラセボのあいだには統計的な有意差があったものの、その大きさはわずか22分であった。脳波などを用いて生理学的に入眠までの時間を客観的に計ることもできるが、この方法では、プラセボより7分短くできたくらいだという。ゾルピデムとはまったく作用機序の異なる睡眠薬であるラメルテオンやスボレキサントなどの新しいくすりでも、プラセボに対する睡眠潜時の違いは数分にすぎない。

ただし、ここで注意してもらいたいのであるが、筆者は睡眠薬には効果がないと言っているのではない。実際、睡眠薬の有用性は入眠までの時間で評価されるわけではない。厚生労働省による睡眠薬の臨床評価のガイドラインにも記載されているように、「よく眠れて、日中の活動性が高くなった」という患者さんの主観的な感覚が大切なのである。睡眠薬を使う最終的な目標は、昼間の活動性を上げることでもある。したがって、「あの睡眠薬をのんだらすぐに眠れました」という患者さんの主観だけから、そのまま「睡眠薬の効果あり」と信じて睡眠薬を投与していると、医師も患者さんもどちらも気づかないままに漫然とした長期処方に陥ってしまうのである。

タミフルの実力は?

日本人の大好きなインフルエンザのくすりであるタミフル(一般名オセルタミビル)も前掲の表からは省かれているので、わが国での臨床試験をもとにNNTを示してみよう。

世界中で使用されたタミフルの実に75%が日本で消費されたという。風邪らしいと思って病院へ行き、鼻に綿球を突っ込まれてインフルエンザの検査をして陽性とわかったときには、多くの人はタミフルを投与されたのであろう。本人の希望かもしれないし、医師からの勧めかもしれない。

日本におけるタミフルの臨床試験[5]では、発熱、せき、のどの痛み、鼻症状などのインフルエンザの症状のある患者さんを対象としている。効果の指標として、症状(鼻症状、のどの痛み、せき、筋肉または関節などの痛み、倦怠感または疲労感、頭痛、悪寒または発熱)が回復するまでの期間としている。この研究によると、プラセボでは回復まで120時間かかったのに対して、タミフル服用者では98時間であった。おおむね5日が4日になった、つまり1日ぶん短くなったという結果である。世界のほかの臨床試験でもほぼ同じような結果が得られている。ほとんどの患者さんでは、そのままでもインフルエンザは平均5日くらいで治るが、タミフルはその期間を1日短くするということである。

この意義を読者はどう考えられるであろうか。仕事に1日早く戻れるのは、本人にとっては歓迎すべきことかもしれない（前日に治ったばかりのインフルエンザ患者の出勤を職場が歓迎するかはともかく）。しかし当然、副作用はタミフルのほうが多い（インフルエンザ自体の症状と副作用の区別はしづらいが、吐き気などの消化器症状がやや多い）。公衆衛生的な見地からみれば、タミフルに限らずインフルエンザのくすりには、合併症や入院などのリスクを下げたり、インフルエンザの伝播を防いだりするという効果が期待されるところである。しかし、個々の患者さんではこのような利益があるとしても、はたして社会全体としてどうであるかは議論されているところである[(6)(7)]。

認知症に使うくすりの実力は？

表5－1にも掲載されているが、さらにここで、わが国で行われたアルツハイマー型認知症に用いるくすりであるアリセプトの臨床試験の一つを紹介しよう[(8)]。

表5-3　アリセプトの実力

効果	アリセプト	プラセボ	NNT
軽度改善以上（軽度改善＋改善＋著明改善）の割合	50%	22%	1/(0.5－0.22)＝3.6
改善以上(改善＋著明改善）の割合	17%	13%	1/(0.17－0.13)＝25

この試験では軽度および中等度のアルツハイマー型認知症患者268名を対象として、アリセプトを1日1回24週投与し、最終の全般臨床症状評価で有効性を判定している。全般臨床症状評価というのは、評価する医師が患者さんの様子をみて、最終的にどれくらい良くなったかあるいは悪くなったかを7段階で評価するものである。著明改善、改善、軽度改善、不変、軽度悪化、悪化、著明悪化のどれかを選ぶ。この試験は、プラセボかアリセプトか医師も患者さんもわからない二重盲検なので、主観的な評価でもまあよいとしよう。

結果は表5－3に示している。臨床的には、少なくとも軽度改善以上の効果がほしいものである。そうするとNNTは3・6となる（改善以上とすると、とたんにNNTは25にもなってしまう）。ただし、これは投与半年後の判定である。遅くとも1年半後にはアリセプトの効果はほぼ失われてしまうことが知られている。この試験でプラセボでもかなりの改善がみられていることは、効果を主観的に判定しなければならないことの限界を示している。患者さんの様子や家族からの情報で効果を判断するので、評価者である医師はやはりよい効果を期待してしまう。あるいは、新しいくすりが投与されているということで、本人や家族も活気づけられて、家族から本人への働きかけが強められる効果もあるかもしれない。

＊

以上、精神科のくすりの実力をほかの一般的なくすりとの比較で調べてみた。これをお読みになって、精神科のくすりの実力をどのように思われるであろうか。「精神科のくすりはたいして効かないのに、精神科医はすぐくすりを処方する。心の病はくすりという人工的な化学物質でなく、治療者との心の通じ合った会話をとおして治すべきものだ」と考えるカウンセリングや精神療法至上主義の人ではどうであろうか。こういう人たちは、精神科以外のくすりであっても、「鎮痛薬などはたいして効かないのだから、頭痛は治るまで我慢すればよい」と言うのであろうか。一方で、「くすりが効くはずなのだから、治らないのはちょうどよいくすりが見つからないためだ」と考えて、くすりをとっかえひっかえしているうちに、いつの間にか多剤併用になってしまう薬物療法を過信する医師もまた問題である。

さて次章では、薬物療法と精神療法（心理療法）の効果を比較するという、異種格闘技どころではない大胆な試みをしてみることにする。

6　薬物療法と精神療法の効果を比較する

先に述べたように、筆者は過去に精神科治療薬の研究などをしていた。そのためか、薬物療法が得意な精神科医と思われているふしがある。どうも名人芸的にくすりを使っていると勘違いされているらしいのである。ときどきとんでもなく治療のむずかしい患者さんを紹介されて、ほとほと困ることがある。

しかし、薬物の知識があることと、それを患者さんの前でどのように使うかは別の次元の話である。処方箋をご覧になればわかるが、筆者の実際の処方はガイドラインどおりで、いい意味でシンプル、悪く言うとまったく平凡な内容である。

筆者が診察中に費やす時間は、どんなくすりをどのように使うかよりも、患者さんに社会生活上の問題があればそれを話し合って、どう対処するかを考えているほうがむしろ長い。くすりに頼るよりも、このような患者さんへの言葉を通じた支援のほうが多いのである。

こういう作業は、あえて言えば精神療法と呼べるのかもしれない。しかし、名だたる精神療法家を前にすると、恥ずかしくてとても精神療法とは言いにくい。単なる生活指導だろうと言われそうである。「精神療法をやっている」と言うときには、精神分析とか認知行動療法といった特定の技法に基づいたものでないと格好が悪いのである。

薬物療法と精神療法のどちらがよいか？

世間一般のイメージは、どうも精神科の薬物療法に不利である。新聞で精神医療が報道されるときには、薬物による副作用で大変な事態になるとか、根拠のない多剤大量療法が行われているとか、たいていネガティブなことが書かれる。そのような雰囲気を察してか、精神科診療所のホームページをみると、よく「くすりは必要最小限度で使う方針です」などとあったりする。その「必要最小限度」があらかじめわかっていれば、みなそうするに違いないのであるが……。

ともかく、薬物療法と精神療法は対立的にとらえられやすい。医療という面からみれば、より優れた治療法を選択するのは当然である。精神科といっても医療の一分野なのであるから、最終的に病気が治るということが目標でなければならない。そうであれば、どちらがその目標に達しやすいかは、患者さんがどちらを好むかは別として、とりあえず明らかにしておかなければならないことであろう。

しかし、薬物療法と精神療法のどちらが治療法として優れているかというのは、ある意味で陳腐な問いである。それは対象となる病気の性質や患者さんの希望によって異なる、というのが優等生的な答えである。急性期の統合失調症の患者さんを抗精神病薬を使わずに治療することは、ふつうの精神科医には考えられない（もっとも、最近では「オープンダイアローグ」という、徹底的な対話によって急性期に対処するという方法があるとのことである）が、たとえば軽症から中等症のうつ病であれば、抗うつ薬療法と認知行動療法は同等の治療効果があり、長期効果は認知行動療法のほうがよいなどといわれている。どちらも同じというときに、どちらを選択すべきかはかえって悩ましい。

しかし、この認知行動療法の薬物療法と同等の効果というのは、どういう根拠でそういわれているのであろうか。薬物療法と同じように、精神療法は厳しく評価されているのであろうか。筆者はつねづね、薬物療法と精神療法の比較はしばしばダブルスタンダードで行われていると感じている。本章は、このような〝薬物療法たたき〟の風潮にへそを曲げている「薬物療法家[※8]」からの反撃である。

※8　「精神療法家」という言い方はしても、「薬物療法家」とはあまり言わないのはなぜであろうか。

同じ土俵に乗ってもらう

精神療法と薬物療法の効果を比較するといっても、まず同じ土俵のうえに乗せなければならない。少なくとも同じ指標でよくなったかどうかを比較しなければならない。したがって、何らかの症状評価尺度を使って、その得点が変化することを「改善」と呼ぶことにする。もちろん患者さんの診断は統一した方法、たとえばＤＳＭ－５やＩＣＤ－10（ＷＨＯによる国際疾病分類第10版）に基づいて行う。

3章で、薬物療法の臨床試験では、患者さんをプラセボと実薬にランダムかつ二重盲検で（患者さんも医師もどちらのくすりが投与されているかわからない条件下で）行うのが大変重要であると説明した。今回は二つの治療法の比較なので、被験者の患者さんをランダムに精神療法群と薬物療法群に分けなければならない。実際は、両方の治療法の比較試験をします、という条件で、ボランティアの患者さんを募集することになるであろう。きちんと試験の意義と内容を説明し同意を得るのは当然である。

このような試験はわが国では行いにくいかもしれないが、国際誌にはすでにそれらの結果が多数発表されている。さらに、発表された複数の試験をとりまとめて解析するメタアナリシスという統計方法による論文もある。しかし、精神療法といってもたくさんの種類があり、優れた名人芸が必要なものでは、施行する人により結果のばらつきが大きくなってしまう。したがって、実際には認知行動療法などのようにやり方が定式化されて、ある程度の熟練があれば施行者によるばらつきも少ないものが選ばれている。

対象とする疾患は多くはうつ病やパニック障害であるが、ときに統合失調症であることもある。ここでは、発表されている試験の数が多いということもあり、主としてうつ病を対象とした認知行動療法と抗うつ薬による薬物療法とを比較した臨床試験について話していきたいと思う。

うつ病への認知行動療法と薬物療法

うつ病の患者さんへの認知行動療法と薬物療法の効果は、少なくとも中等症までのうつ病では同等であるというのが、欧米各国や国際学会などが提案した治療ガイドラインでのほぼ一致した意見である。これは、そのような結果を示す医学論文が集積されているからである。つまり、両方を比較した試験をまとめて評価してみると、改善率が同じ程度であったのである。

ただし、効果が同等であるとしても、どちらを優先するかはガイドラインごとに多少ニュアンスが異なる。英国では、認知行動療法がほかの国に比べて普及していることもあってか、国立医療技術評価機構（National Institute for Health and Clinical Excellence：ＮＩＣＥ）によるうつ病の治療ガイドラインでは、抗うつ薬よりも認知行動療法を積極的に勧めていることが知られている。

他方、わが国もそうであるが認知行動療法がすぐに施行できる国ばかりではないので、そうした場合には薬物療法がまず推奨されることになる。

認知行動療法の歴史は、うつ病への薬物療法の歴史よりも浅い。にもかかわらず、このような国際的な潮流に乗って、認知行動療法家の鼻息は荒い。患者さんからみると、薬物療法のように副作用はなさそうだし、なんだか診察でも精神療法家がていねいに扱ってくれるような印象がある。一方で薬物療法というと、3分診察で「うつ病なので、とりあえずくすりをのんでみてください」と言い放つ冷たい精神科医が連想される。しかも恐ろしい副作用も出そうだし、効かないとどんどん量を増やされていってしまうという噂もある。

このようなイメージをもたれてしまうのは、精神科医として情けないことではある。3分診療と言われてもぐうの音も出ない筆者なので（ただし、この前計測したら実際は再来診察で平均10分あまりであった！）、これに直接反論するのは気が引ける。しかし、そんなに認知行動療法がいいのか、という疑問をもたないではない。

これからお話しするのは、あくまでも学問的な論文の評価なので、実際の診療場面で目の前の患者さんにどちらの治療法がよいかを説明するのではないことをお断りしておく。

メタアナリシスの結果

うつ病への精神療法（多くは認知行動療法）と従来の薬物療法とを比較した研究はたくさんあるので、これらをメタアナリシスでまとめた研究を紹介しよう。

同じメタアナリシスという方法を使っていても、どのような論文を採用し、統計的にどのような方法で解析するかという基準が微妙に異なるので、結果も変動することがある。しかし、短期の治療では精神療法と薬物療法の効果はほぼ同等で、長期の治療では精神療法が勝る、という結果が優勢である。[1][2] 意外なことに、心理学者であるクパースらが行った研究では、ＳＳＲＩ（選択的セロトニン再取り込み阻害薬）などの新規の抗うつ薬療法のほうがやや有利と報告されている。[3] 途中で試験を中止してしまうという脱落率も、両者で大きな違いはないようである。このような報告を総合して、各国や各団体によるうつ病のガイドラインの記載は決められているのである。

ごく最近も、認知行動療法と新規の抗うつ薬の効果を比較した米国での試験結果が発表された。それによれば、反応率と寛解率には両者で違いがなく、脱落率も同じであった。ただし、有害反応のために中断する人は薬物療法群に多かったという。[4] おそらく米国でもこれらの報告を受けて、うつ病では第一選択として認知行動療法が推奨されていくのであろう。

しかし、ここからはいくつかの反論を薬物療法家から行っていこう。

疑問その①
――精神療法は臨床試験で有利に扱われているのではないか

精神療法と薬物療法をそれぞれ行う2群に患者さんをランダムに分けて比較した研究がいくつもあると紹介した。しかし、ランダムに分けることが実際にできているのであろうか。

試験に応募してきた患者さんを、本人や治療者の意思とは関係なく2群に分けることは可能かもしれない。しかし、もし精神療法を期待していた患者さんが、薬物療法に割り振られた場合はどうなるのか。大きな期待は裏切られて、その後の治療にも乗り気になれないかもしれない。薬物療法を期待して精神療法に割り振られた患者さんでも同じかもしれないが、一般に患者さんは薬物療法よりも精神療法によいイメージがあることがよく知られている。これから受ける予定の治療法に対する高い期待は、それだけで治療効果を高めるのである。あるいは「これからすばらしい治療を受けるのだから、ほかの面でも頑張ろう」と思うかもしれない（これをホーソン効果という）[※9]。これらは治療におけるプラセボ効果として広く知られているものである。

また、治療の効果は評価尺度を用いて数字で示すことができるが、それを誰が評価するのであろうか。治療する医師が評価すれば自画自賛になりがちなことは自明である。そこでどちらの治療を受けたか知らない第三者が評価するという方法がある。しかし、評価するときに患者さんに

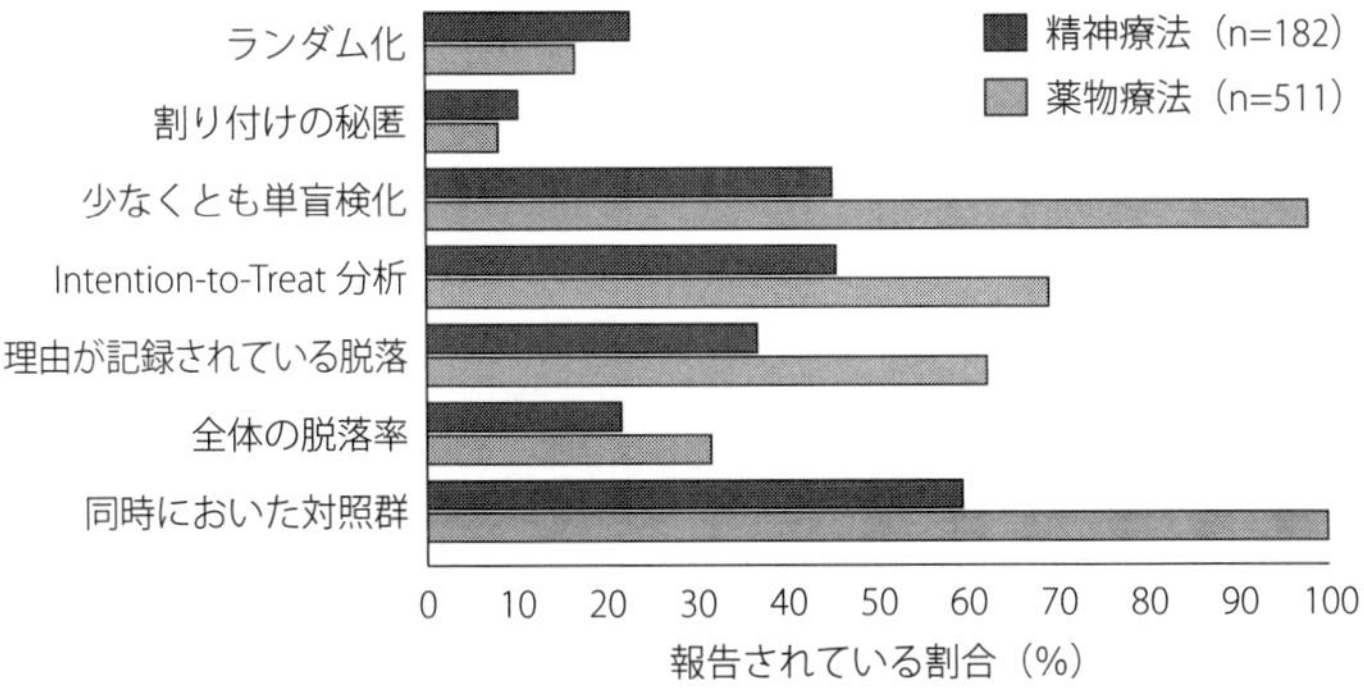

図6-1　精神療法と薬物療法の臨床試験でみられる方法上の特徴

症状を聞いていけば、どちらの治療を受けたかはすぐにわかってしまうであろう。このように、完全な評価の二重盲検（遮蔽化）は精神療法では困難である。

さらに、臨床試験では患者さんが途中でこなくなってしまうことがある。さまざまな理由で中断してしまうのである。「よくなったからもういいや」と中断したのかもしれないし、全然よくならなかったり副作用が出現したりして、嫌になりやめてしまったのかもしれない。ふつうに考えると、よくならずにやめる人のほうが多いように思われる。したがって、最終的に残った患者さんだけを評価すると、効果が過大評価されてしまう。

受診の回数が多いほど治療効果が高くなることも知られている。2週や4週に1度よりも、毎週受診するほうがよくなる率が高いのである。これも、有名なプラセボ効果の一つである。精神療法群のほうが受診回数が多かったり診察時間が長かったりすれば、それだけ有利になる。

図6－1に、精神療法と薬物療法の臨床試験をたくさん

集めて、ここまで述べたような両者の方法上の違いを示した。精神療法の臨床研究では、盲検化、intention-to-treat 分析[※10]、脱落理由の記載、適切な対照群の設置などが、薬物療法に比べて行われていないことがわかる。

疑問その②
――精神療法の臨床試験では対照群がうまく設定できていないのではないか

ここでは薬物療法との比較の場合でなく、精神療法それ自体の効果を調べた臨床試験で、対照群をどのようにおいているかを問題にしたい。実験心理学の研究では「対照（control）群」を「統制群」などと訳しているが、同じである。その精神療法を行った群と、行わなかった群を直接比較することで、精神療法そのものの効果をあぶり出そうとするのである。この方法は原理的には薬物療法の場合と同じで、精神療法を行う前と後だけを比較するという素朴な実験計画はさすがに却下となる。

薬物療法では、プラセボと呼ばれる見かけは本物そっくりで有効成分の入っていないくすりを用意する。これに対して精神療法で対照群としてもっともよく使われるのは、待機リスト（waiting list）の患者さんである。つまり、ある治療法に対する予約の順番待ちにいる患者さんである。この待機リスト群は、先ほど紹介した「今後の治療に対して期待の高い」群とは真逆である。これからの治療にわくわくしながら応募したのに、「臨床試験のあいだ治療は待っていただく群に割り振られました」という宣告を受けた人たちである。当分治療してもらえないというネガティブな期待は、対照群の気分をより下向きにさせる。その結果、治療群の効果が見かけ上高くなるであろう(5)。

心理的なプラセボという方法もある。この場合には、「通常のケア(care as usual)」が対照群としてよく使われる。通常のケアとは、療養上の一般的な注意やアドバイスなど、日常の臨床場面で行われているケアをいう。当然、心理や行動の問題には深く踏み込まない。これには、内容をきちんと決めにくいので、治療者によって内容が違ってしまう欠点がある。

もっとも厳格な対照群のおき方は、その治療法の核となるところだけわざと外して、同じ回数と同じ時間、治療者が被験者に対応するというものである。具体的には、楽しいイメージを思い出してもらうとか、環境ビデオなどを流す、単なる昔話をするなどがあるという。実施するのは

※9 調査対象となったと意識した時点でその人の行動が変化するために結果が偏る現象。米国のHawthorne工場で労働者の作業効率を向上させようとした調査から見出されたので、この名がついている。別の例として、痩せる効果をうたった食品を買う人は、同時にダイエットや運動などもしようとするであろう。したがって、もし痩せたとしても、それはその食品の効果ではなく、ほかの行動のせいかもしれない。

※10 試験を完了したか中断したかにかかわらず、当初の割り付けにしたがって分析する方法。たとえば中断した人たちには何らかの理由があるはずなので、この人たちを除いて分析すると偏った結論を導きやすくなる。

大変そうにみえるが、きちんとできていれば研究結果にはかなりの説得力がありそうである。ところが皮肉なことに、恐怖症に対する曝露療法では、このような心理的プラセボは、まったく治療しない群（これからもその治療法を受けられないという点で待機リスト群とも異なる）に対して中等度の効果をもつという報告がある。(6)

疑問その③
——精神療法の論文は偏って出版されているのではないか

現行の薬物療法の評価に批判的なターナーら(7)は、抗うつ薬の臨床試験では開発企業が自分たちの都合のよいようにデータを整理し、最終的によい結果が出るように調整しているのではないかと主張している。※11 彼らは、抗うつ薬承認のために製薬企業が米国の規制当局に申請した資料と、論文で発表した臨床試験の結果をつきあわせてみた。そうすると、申請書類でみられた効果（effect size）は、論文で発表された効果よりも24％低くなっていたという。製薬企業がスポンサーになると臨床試験の結果が水増しされやすいというのが彼らの主張である。

しかし、「精神療法にはそういうものがないから公正である」とも言えない。出版バイアスは同じようにありうるのである。同じ米国で、国立衛生研究所（National Institutes of Health）からの研究資金をもとに大学などで行われたうつ病の精神療法の研究について調べた研究がある。(8) それによると、なんと20％以上が論文としては発表されずに終わっており、報告書に記載された精神療法の効果は、論文として発表された効果よりも40％くらい低かったという。つまり、どうも薬物療法でみられたのと同じようなことが精神療法の研究でも起きているということである。うつ病に対する認知行動療法の効果が出版バイアスで過大評価されている可能性は、先ほどのクパースらも指摘している(9)。

また、これは個人的な推測であるが、精神療法では製薬企業に負けないくらいの大きな影響を「学派」が及ぼしているのではないだろうか。つまり、ある学派の意に沿わない論文は、学派のリーダーによってボツにされるか、そうでなくとも学派への忠誠心から発表を引っ込めてしまっているのではないかという疑惑である。薬物療法は国際的な登録制になっているので、結果がどうなったかは必ずしも公表されないにしても、行ったという記録は誰でもみることができる。行ったが発表されないときには、実施上重大なミスをしてしまったか、あるいは結果があまりに凡庸で発表できなかったかのどちらかであろうと推測できる。しかし、精神療法ではまだそこまで仕組みが整備されていない。したがって、ボツにされた試験は、結果はどうあれ、「そんな研究は行われなかった」ことになってしまうのである。

※11　製薬企業の肩をもつわけではないが、これはデータのねつ造というのではない。たとえば、データを集める際にいくつか不備のあるものが紛れ込む。このうちどれを捨てどれを使うかといったことはきわめて微妙な問題である。

疑問その④
——臨床試験での副作用は平等に評価されているか

薬物療法には副作用はつきものなので、臨床試験では副作用についても聞き逃しがないように質問のリストを作って聞いていく。精神療法のほうではどうなのか?

精神療法には副作用がなく安全、というのが大間違いであることは、専門家ならばよく知っていることである。精神療法というのは、ある意味で心のなかに踏み込んでいくものなので、治療当初には症状が一時的に悪化することもある。治療者との心理的なやりとりのなかで、自傷行為などの行動化(アクティングアウト)がみられることもある。目的の症状がよくなったら、ほかの症状が代理のように出現してしまうということもある。そのために、治療開始当初よりも社会的な機能が逆に低下してしまう可能性もある。

精神療法がやめられなくなるということもありうる。やめることができないというのは、薬物療法における離脱困難(一度くすりを始めると、中止すると何らかの症状が出現してしまうので、やめられなくなるという現象)と原理的にどこが違うのであろうか。

精神療法家はしばしば「治療の目標は症状をなくすることではなく、よりよい生き方を探すことである」などと患者さんに説明するが、少なくとも健康保険制度のうえに立てられているわが国の医療では詭弁である。医療は一義的には、症状をなくしてもとに戻してなんぼの世界である。

これらの精神療法の副作用は、薬物による副作用とは質が違うかもしれない。しかし、やはり効果と同じように同じ土俵で評価しなければ不公平である。

精神分析の有効性も評価されている

実は、精神分析療法が有効かどうかについても、今まで述べたような基準で調べた研究が複数発表されている。

精神分析療法の場合は方法が多様で、個人のスキルに依存するところが大きいため、評価をどうするかということから研究を始めなければならない。米国精神医学会はＲＣＴ－ＰＱＲＳという方法を作っている。精神分析療法の有効性を調べた最近のオランダの研究によれば、ほかの精神療法（多くは認知行動療法）と比べて、回復率に有意な差はなかったという[10]。

ある意味、強引な方法で比較したうえでのこのようなネガティブな結論は、わが国の精神分析療法家の神経を逆なでするかもしれない。しかし、米国では大まじめである。国際的にも、力動的精神療法の有効性を主張するのならば、しっかりした方法論に基づく比較試験のデータが必要であるという考えなのである[11]。

＊

さて、精神療法の臨床試験についてさんざんケチをつけてきたわけであるが、筆者は決して精神療法が無効であるなどと言っているのではない。そんなことを言う精神科医は、天に唾するようなものである。しかし、薬物療法の評価ではバイアスを排除するための工夫がいろいろとなされており、なかにはそのためにプラセボに負けてしまうものもある。それに比べると、精神療法の評価はいかにも脳天気なように筆者にはみえるのである。

最後に、英国人らしく辛口のジョークを連発するロビン・マレーのコメントを紹介しよう(12)。薬物療法と精神療法の比較試験では、「精神療法群はカリスマ的な35歳の臨床家が主導する熱烈なチームによって行われる。一方『通常の治療』群は、定年退職までの時間をだらだらと過ごしている幻滅した老精神科医によって行われる」。後者はまるで、いつも診察の終わりにぺたぺたとはんこを処方箋に押している筆者のことを指しているようではないか！

7 何でも一緒はいけません
――精神療法と薬物療法

前章は精神療法の有効性にけちをつけるというふうに読まれかねないところがあったので、この章と次の章では趣を変えて、精神療法[※12]を専門とする心理職と医師との協働という話題を扱いたい。

インターネット上に質問箱のようなものがある。誰かがわからないことを質問すると、奇特な人が回答してくれるというシステムである。そこに、「精神科医と心理職の仕事はどう違うのですか」という質問があった。答えとして「精神科医はくすりで治療し、心理職はカウンセリング

※12 心理職は精神療法よりも心理療法という言葉を使う。ご存知のとおり、どちらも同じ psychotherapy の訳である。

で治療する」とあった。まあ、一般の人にはそのように思われているのかもしれない。それならば、精神科医と心理職で仕事を分担しても一般の人にはたいして抵抗感がないかもしれない。しかし実際には、カウンセリングは「治療」ではないし、同じことを医師と違った方法で行うというものでもないのである。

精神科医と心理職の考え方の違い

精神科医は、内科や外科の医師のように体を直接診察したりすることは少ないが、心の不調はやはり「体の一部である脳の病気」と考える。6年間の医学教育でそのように仕込まれるのである。実際、最近の精神疾患の理解や治療はこの医学モデルに基づいて進められている。筆者の専攻した精神薬理学などは、この医学モデルの最たるものである。この見方に立てば、精神科を受診する人は脳の病気をもった患者なのである。

そして、病気に対する知識の差は医師と患者さんの間できわめて大きいため、どうしても医師は患者さんに対してパターナリスティックになりがちである。患者さん自身も心の不調を病気としてとらえるので、「楽になるくすりをください」と訴える人は多い。誰がみても明らかな生活上の大きな問題があり、それが心配で眠れなくなっているというような人も、「眠れないのは病気なので、睡眠薬をください」と受診することがある。「睡眠薬をのむ前にすべきことは、その問題の解決法を考えることでしょう」と答えるのであるが、どうも冷たい医者と患者さんからみられている気がする。「医者といったってサービス業の一種なんだから、さっさと患者の望むくすりを出せばいいんだ」という考えもある。実際、患者さんからそう言われた経験もある。心優しい医師はためらいなく睡眠薬を処方するのであろう。効くか効かないかは別として。

一方、心理職は患者さん[※13]の心理的な体験の内容を重視している。患者さんの思考のくせや特殊性、他者との関係性などの理解は、われわれ精神科医よりも鋭い。患者さんのちょっとした言葉遣いや動作、醸し出す雰囲気、そしてそれが心理的にどのような意味をもつかなどについては、心理職は精神科医よりもずっと敏感である。病的な部分よりも健康な部分をみていくというのは、医師とは逆の思考法である。医師はいつも最悪の場合を想定して治療法を組み立てていくので、どうしても病的な部分に目がいきがちになる。逆に心理職は心の動きに敏感なあまり、過剰に心理的な解釈になりがちと言えるかもしれない。

精神科医からみると、治療の構造（面接の場面や時間など）がはっきりしているのはうらやましくもある。精神科では個人開業でもしない限り、かっちりとした診察の予約制は不可能である。その背後には「診察治療の求めがあった場合には、正当な事由がなければ、これを拒んではなら

※13　心理療法の場面ではクライエントというのであろうが、ここでは病院で精神科医と協働している心理職を想定しているので、患者と呼ばせてもらう。

ない」という「応召義務」があるのだが、これにはこれ以上立ち入らない。

また、最終的な治療の目標やそのための手段（主として会話）が明確なのもうらやましい。医師には、患者さんを治すためになんとかしなければならないというプレッシャーがあるので、しばしば目標が現実的でなくなったり、検査や治療法にこだわりすぎて泥沼に陥ったりすることもある。しかし、なんとかしなければならないというのは、反対側からみると「患者さんが楽になるのならば何でもしてよい」ということになる。これはまたこれで危険である。

精神科医と心理職が双方の立場を理解しながら、病院という場面でうまく協働できれば一番よい。観念的あるいは理想的にはそうなのであるが、さて、事はそう簡単には運ばないのが現実である。

患者さんは精神療法のほうが好き？

精神科を受診する患者さんの多くは、精神科医との会話を通じた精神療法を期待しているのであろう。たとえばうつ病や不安症の治療について、精神療法と薬物療法のどちらを期待するかという欧米での複数の研究をまとめたものによれば、75%は精神療法を希望するとのことである[1]。この数字は日本でも大きな違いはないであろう。希望する患者さんに精神療法を提供できれば、これまで何度も述べてきたように、患者さんの期待という非特異的な効果（プラセボ効果の一部と言ってもよい）が加わり、治療効果はますます高くなるであろう。

もっとも、患者さんの誰もが精神療法を好むとは言えないらしいことが示されている臨床試験もある。うつ病に対する抗うつ薬の投与法を検討した、ＳＴＡＲ＊Ｄと名づけられた研究がある。これは米国国立精神保健研究所（National Institute of Mental Health：ＮＩＭＨ）が主催した、非常に大規模な研究である。この研究は最初の抗うつ薬が効かなかったとき、第二あるいは第三の治療法をどうすればよいかという疑問に答えようとしたものである。

この研究の第一段階では、米国で広く用いられているシタロプラムという抗うつ薬が使われた。第二段階では、このくすりで寛解しなかった患者さんを、さらにほかの抗うつ薬を追加して併用する群や、新しい抗うつ薬に変更したりする群に分けて、その後の治療効果を評価していった。

この第二段階には、実は認知行動療法をシタロプラムに追加する、あるいはシタロプラムはやめて認知行動療法に変更するという選択肢も設けられていた(2)。臨床試験なので患者さんの金銭的な負担はない。しかし、意外にも認知行動療法を希望する患者さんは少なく、薬物療法を選択した人の3分の1しかいなかったのである。これには試験を行った研究者も驚いたらしい。

この臨床試験の対象として選ばれたうつ病の患者さんには、すでに数回のうつ病のエピソードがあり、試験のときには再発していた人が多かった。3分の1くらいの参加者は失業中で無保険とある。そうすると、精神科医からみればなかなか手強い患者さんたちである。また、精神科医の治療法についてはもう手の内を知りつくしている人たちなのかもしれない。そもそも抗うつ薬で治療を開始したので、途中で治療法を変えるのが嫌だったのかもしれない。

ついでに研究の結果を言っておくと、この第二段階では、認知行動療法を含むどの治療の群でも最終的な治療効果には大きな差はなかった（しかも寛解する率は第一段階のときよりも下がってしまった）。治りにくい人は次の治療でもやはり治りにくいというのは、ある意味で当たり前かもしれない。とはいえ、治療の段階を経ていけば、回復していく患者さんは少しずつ増えていくのである（この研究については13章でもう一度くわしく触れる）。

精神療法と薬物療法は車の両輪？

精神科の治療は薬物療法と精神療法の両方をバランスよく行うこと、といわれている。「車の両輪である」とか、「治療を支える2本の柱である」などとうまく例える人もいる。正論である。へそ曲がりの筆者でさえもこれには反論しがたい。

しかし、バランスよく行うとはどういうことなのであろうか。両方を全力で行いなさいということなのか、それとも疾患や状態に応じて、その両者に対する力の配分は変えてもよいということなのか。さらに、精神療法といっても、医師が日常的に行っている支持的な精神療法のこともあれば、治療の枠組みや手技のはっきりした精神分析や認知行動療法などの系統だった精神療法のこともあり、さまざまである。薬物療法はこのような精神療法に比べれば、くすりの種類と投与量を決定するだけで、単純であるようにみえる。

しかし、何事も両方をひとりで十分行おうとするのはむずかしい。治療技法に習熟する必要もあるし、診察の時間もかかってしまう。そこで心理職に精神療法（心理療法）を行ってもらい、精神科医は薬物療法を行えばよいではないかという案が出てくる。精神療法も薬物療法もどちらも重要というのならば、ふたりで分担して行えばさらによいではないかという考えである。

かつて、精神分析ではA－Tスプリットという治療構造論があった。欧米でもともとそういわれていたわけではなく、日本の精神分析家が提唱したものらしい。Administrator（管理医）とTherapist（治療者）がそれぞれの役割をこなしつつ、ひとりの患者さんの治療を協働で行うというものである。はっきり言うと、境界性パーソナリティ障害の患者さんのように情緒や行動が不安定な人を治療するときに、管理医が投薬を含む全体の管理を行い、治療者が精神療法に専念するという体制である。

しかしこの方法をどんどんほかの疾患に拡大していくと、治療者（T）の多くは精神療法を任せられる心理職となり、管理医（A）はくすりを処方するだけの精神科医となるであろう。A－Tスプリット構造で診察していると自称しながら、結局精神科医を怠けさせ、治療の責任を心理職に押しつけるか、あるいはどちらも責任をとらない体制になってしまうのではないだろうか。

薬物療法黎明期は逆A－Tスプリット？

ヒーリーによるおもしろい逸話がある[3]。

ドナルド・クラインは、1960年代初頭にうつ病に対する薬物療法を発見した医師である。彼はその後、精神薬理学界の重鎮となるのであるが、その頃の彼はニューヨークのヒルサイド病院という有名な精神科病院の若手医師であった。当時の米国精神医学界は精神分析がまっさかりで、統合失調症であれうつ病であれ、精神疾患の治療は精神分析しかないと思われていた時代である。しかし、その頃でも少しずつ精神疾患の薬物療法が始まっており、クラインは薬物療法を研究していた精神科医のひとりであった。

ほとんどの精神科施設では、薬物療法に対しては懐疑的な精神分析医が多く、薬物は力動的な問題を回避させるだけであり、くすりを処方することは患者との治療関係を損なうので好ましくないと考えられていた。そこで、本格的な治療は精神分析医が行い、ひとりの医師がくすりの処方係となっていたそうである。その係は「くすり屋（druggist）」とバカにされており、クラインはその役回りであった。その仕事中に、彼はイミプラミンと呼ばれる薬物にうつ病を治す効果のあることを発見したのである。クロルプロマジンというくすりに抗精神病作用のあることが見つかったのもこの少し前である。以後、精神科では薬物療法が隆盛を極めることになり、精神分析は治療法としては精神医学の辺縁に追いやられていくことになるのはご存知のとおりである。

現在では、薬物療法と精神療法の役割が当時とは完全に交代してしまっている。精神科医がくすりの処方だけを行い、その後に心理職が精神療法を任されるのであれば、両者の順番はまったく逆である。往時の精神分析家が生きていたら、精神療法と薬物療法の逆転についてどう思うのであろう。

精神療法と薬物療法を両方行えばよいという説

前章で、うつ病に対する精神療法（おおむね認知行動療法）と薬物療法の有効性は同じくらいであると紹介した。それでは両方を行えば1＋1となり、場合によってはそれ以上の相乗的な効果も得られるのではと考える人がいるかもしれない。

実際はどうなのか。併用治療と単独治療を比較した研究は複数あり、たしかに併用治療は薬物療法や精神療法を単独で行うよりもやや治療効果は高いようである[4]。しかしその意義は慎重に評価する必要がある。もしそうならば併用治療を最初の治療として行うべきとなるが、これには倍の時間と費用がかかることになる。それに応じた治療効果が得られるのであろうか。いわゆる費用対効果比の問題である。

それだけでなく、それぞれの副作用があればそれも足し算となる。患者さんによっては両方の効果が得られる一方で、両方の副作用も被る恐れがあるということにもなる。とすると、もし併用治療が単独治療よりも優れない（同じくらいか、劣る）のならば、どちらかの治療法を単独で行うほうを選びたくなるのは当然である。

精神療法と薬物療法の併用は単独よりも優れないこともある

古い研究を除外した最近のメタアナリシスでは、うつ病治療に対して精神療法と薬物療法の併用が必ずしも単独よりもよいという結論は得られていない。[5] 同じように、パニック障害に対してもベンゾジアゼピン系抗不安薬と精神療法（主として認知行動療法）の併用は、急性期には認知行動療法単独よりもよいかもしれないが、長期的にはこの優越性は失われてしまうらしい。[6]

さらにＰＴＳＤについても、薬物療法（ＳＳＲＩ）と精神療法（持続エクスポージャー療法か認知行動療法）の併用が、どちらか単独よりもよいというエビデンスは少ないようである。[7] 交通事故によるトラウマを対象として周到に計画されたごく最近の研究でも、持続エクスポージャー療法とＳＳＲＩであるパロキセチンの併用は、持続エクスポージャー療法単独よりも優れることはなかった。[8]

ともかく何でも併用がよいというわけではないらしい。このように薬物の種類によっても、また疾患の種類によっても併用治療の優位性は異なるのであろう。つまり、単純に両者を行えばよいという粗雑な折衷主義は誤りである。疾患ごと、あるいは患者さんごとにその適切性を慎重に評価していかなければならないことを示している。

精神療法中の薬物は邪魔にならないか

精神療法と薬物療法の両方が相乗的に働いてくれるに越したことはないが、くすりによっては精神療法の足を引っぱることになる可能性があるかもしれない。たとえばパニック障害や広場恐怖の患者さんの不安に対して、抗不安薬はある程度有効である。そこで、一度パニック発作を起こした患者さんが来院すると、「不安になりそうなときにはこのくすりをのんでください」と言って抗不安薬を投与することがある。患者さんはたいていまたパニック発作が起こることを心配しているので、このような処方をするとけっこう感謝される。

筆者の勤務する病院では、とくに夜間などに動悸や過呼吸で救急部門を受診する人が多い。身体疾患の所見がなければ、救急担当の医師は精神科医ではないので、「過呼吸症候群」とか「不安神経症」などと診断し、身体的には問題ないことを保証して患者さんに帰宅していただく。カルテをみると、そのときにはベンゾジアゼピン系の抗不安薬を頓用薬として持たせていることが多い。救急の教科書やガイドブックにはそうしろと書いてあるらしい。しかし、当座はよいとしても、精神医学的にはそれで問題ないのであろうか。
不安になったときに抗不安薬をのめば、たしかに不安は軽減される。対症療法であるが効果はある（厳密には動悸、発汗や過呼吸などの身体症状にはよく効く）。しかし患者さんは、実際にパニック発作などを体験しなくても、「そうなったらどうしよう」とか「そうなりそうだ」と感じて不安になることが多い。予期不安といわれるものである。そうした患者さんは、ちょっとした不安の兆候を感じるとすぐに抗不安薬を服用する。実際にはまだ不安が高まっていないにもかかわらず、予防的に服用してしまうのである。そうなると、人によってはずるずると服用量が増えていってしまうことがある。残念であるが、薬理学的にはベンゾジアゼピン系の抗不安薬にはパニック発作を予防する力はない。予防効果があるといわれているのは、SSRIと呼ばれる新しい抗うつ薬である。※14
ついでに言うと、このSSRIも予防効果は2週間以上長期に投与してからゆっくり出現してくるので、不安に対する頓用薬としては使えない。なかには、それならSSRIの効果が出るまで抗不安薬を同時に処方すればよいではないかと考える人がいる。実際そのようなことを推奨するガイドブックもある。しかし、抗不安薬をこのような方法で使用すると、結局のところSSRIと抗不安薬の両方を延々と処方する羽目になるのではないだろうか。
パニック障害の認知行動療法では、パニック発作自体を回避しようとするのではなく、パニック発作が起きたときにどう対応すればよいかを学習してもらうのが目標である。したがって、少なくとも認知行動療法を行っている最中は、不安になりそうなたびに抗不安薬を服用されてはまずいのではないか。抗不安薬の処方やその服用の仕方について、精神科医側がよく注意しなければならないであろう。

PTSD・急性ストレス後の薬物投与

PTSDの症状の一つに不眠がある。PTSDでは過覚醒の状態になるので、当然夜は眠りにくくなるのである。

心優しい精神科医であれば、睡眠薬を処方したくなるところである。ところが、少数例の研究ではあるが、睡眠薬の処方は必ずしも不眠に効果がないどころか、PTSD全体の症状を悪化させるという臨床試験もある(9)。

ストレスの大小にかかわらず、日中に嫌な体験があればその日は眠りづらくなるということは誰しも経験することである。それならば、急性のストレス後に睡眠薬を投与すれば、よく眠れて

※14　もともとうつ病の治療薬として開発されたので、抗うつ薬とされているが、その後の研究で不安に対する効果もあることが知られてきた。したがって、抗うつ薬というのは適当でないという意見もあるが、習慣的には抗うつ薬に分類されている。

その後ＰＴＳＤなどに発展しないのではないかと思われるかもしれない。しかし、これもまたそうではないらしい。(10)睡眠薬の多くを占めるベンゾジアゼピン系の睡眠薬は、動物実験では学習理論でいうところの恐怖反応の獲得を強化してしまうのだという。つまり、睡眠薬を投与するとかえってトラウマ記憶が固定されてしまうかもしれないのである。したがって、臨床場面でもＰＴＳＤへの発展は予防できない可能性がある。※15

筆者はＰＴＳＤの行動療法にはくわしくないが、持続エクスポージャー療法を行っている場合は、抗不安薬や睡眠薬の使用はどうなのであろうか。精神療法を行わない側が、勝手にこれらの薬物を処方してよいとは考えにくい。

＊

このように、どのような疾患でもまたどのような状態でも、精神療法と薬物療法を同時に行えばよいというものではないことを理解していただけたであろうか。もっともここで言っている精神療法とは、ある程度定式化された行動療法などを指していることに留意してもらいたい。また、より専門的な治療原理に基づく精神分析では異なった適応をもっているはずである。

われわれ精神科医は、薬物の処方について考えることにも時間を使うが、それ以外の時間は、患者さんの生活の様子を聞いたり、目の前の問題について一緒に考えてよい策を練ったりしている。これも広義の精神療法であり、格好よく言えば「支持的な精神療法」ということになるのであろう。

この支持的な精神療法は、今までに紹介した臨床試験では「通常の治療（treatment as usual）」とみなされており、通常の診察に当然含まれるものとされている。つまり薬物療法と精神療法を比較する臨床試験では、薬物療法群でもこのような「通常の治療」は受けているのである。そのうえでの薬物の効果と考えていただきたい。その意味では、たしかに精神科の治療法では「薬物療法と精神療法は車の両輪」と言えるであろう。支持的精神療法もないような薬物療法は臨床場面で想像しにくい。もしあるとすれば、診察室にくすりの自動販売機が置いてあるような風景となるのであろうか。そのような風景が現実にはないことを祈りたい。

この病気であればこの治療法が絶対であるというように教条的にならず、またいくつかの治療法を混ぜ合わせて行えばよいといったような妙な折衷主義にも陥らないのが、望ましい精神科治療と筆者は考えている。

※15　二〇一六年の熊本の地震でも避難所などで多くの不眠の人たちがいると報道された。日本睡眠学会が作成した被災者へのリーフレット（http://jssr.jp/pdf/20160511_2.pdf）でも、いきなり「睡眠薬を服用するように」などと書かれていないことに注意したい。

8　精神科医と心理職はどのように協働しているか

筆者の病院での心理職の位置づけ

さてこの章では、筆者が心理職とどのように協働して診療しているかの実際をお話ししていこう。まずは筆者の勤める病院の心理職がどのように働いているかの紹介である。

当院は精神科病棟をもたない公立総合病院である。常勤の精神科医は筆者ひとりなので、他科に比べると診療科としてはごく小規模であることをお断りしておく。総合病院の小さな診療科（眼科とか皮膚科など）であっても、常勤医師はふたりないし三人いることがふつうである。

当院の心理職は非常勤で、週半日（4時間）ずつ6枠で働いてもらっている。公立病院では常勤の心理職の雇用は容易でない。一応所属は慣例として精神科になっているので、大げさなことを言えば、どのような仕事をするかを指示するのは部長である筆者の役目である。

心理検査の実施

他科の医師から心理検査の依頼があったとき、その依頼を受けるかどうかのチェックをいちいち筆者はしない。つまり、心理検査は形式的には精神科を経由せずに行っている。ふつう病院では、血液検査や放射線検査などは、特殊なものでない限り、医師が依頼すれば技師がそのまま行ってくれる。心理検査もそれと同じ扱いである。

しかし、心理検査も対象患者さんによっては侵襲的になることがある。そのときには、中断したり断ったりしてもよいことにしてある。依頼相手の医師への説明は必要があれば筆者が行うことにしている（幸いそのようなケースはまれであるが）。

心理検査の内容としては、神経内科や脳外科から知能検査や認知機能検査などを依頼されることが多い。認知症の患者さんは、ほとんど初診として神経内科を受診されるので、認知機能検査は決められた曜日に予約枠を作成し、能率よく処理できるようにしている。小児科からの知能検査や心理検査の依頼も多い。当院の小児科医は心理検査が好きなようで、心因性の要素が疑われる症状があると、ロールシャッハテストなどの本格的な人格検査を依頼してくることがある。

精神科医から心理職への検査依頼

さまざまな診療科から依頼された心理検査を担当するのは、どこの病院の心理職でもほとんど同じであろう。では、精神科医である筆者からの心理検査の依頼はどうなっているのか。

実は筆者は心理職に検査を依頼することは多くない。長谷川式認知症スケールやMMSE（ミニメンタルステート検査）などの簡単な認知機能検査は自分で行うことにしている。検査中の患者さんとのやりとりは、その結果以上に診断に役立つことがあるからである。

しかし、認知症で診断が微妙なケースでは、より複雑な認知機能検査を心理職にお願いしている。筆者はあまり投影法の人格検査は好きではないので、依頼するのはある程度診察を続けても診断のつかないような患者さんのみである。投影法の専門家である心理職の人には暴言と聞こえるかもしれないが、投影法は過剰診断や過剰解釈になる危険性があり、これは見落としという過少診断の危険性よりも大きいのではと思うからである。つまり、事前の情報が十分にあり、過剰診断になる危険性を低くして初めて依頼するということである。

筆者のやり方の欠点としては、ある程度治療関係が深まると、逆に心理検査に紹介しづらくなるということがある。

心理職による心理療法

入院患者さんや外来患者さんへの心理療法は、心理検査以上に心理職にお願いする大きな仕事である。

当院は周産期総合医療センターに指定されているので、身体的にも精神的にも問題を抱えた妊産婦が紹介されてくる。障害をもって生まれてきた子どもがＮＩＣＵに入院し、そこに面会にくる親たちの心理的問題については、まず看護師が対応する。しかし、ときには常識を超えた行動や発言で、看護師や主治医が対応に困惑してしまうこともある。その場合、看護師からの相談には心理職に応じてもらっている。精神科医は拙速に介入しない。この段階で医師が出ていくと、治療ではないレベルでその人たちに対応するということになり、治療契約上ややこしい状況になりそうだからである。

明らかな精神疾患が疑われる場合には、担当の看護師から受診をお勧めし、本人の了承を得たうえで筆者の精神科を受診してもらう。そこで精神科医である筆者の判断として心理療法が適切と考えるときには、心理職に心理療法を担当してもらう。

これ以外にも、緩和ケアチームの一員として、がん患者さんの心理療法を担当してもらうこともある。がん患者さんへの精神的なサポートの第一段階は、まず各々の病棟の看護師や主治医が対応するのが原則である。緩和ケアチームは適宜それを援助し、さらに専門的な知識が必要なときには、チームのメンバーがそれぞれ患者さんに対応することになる。

心理面の対応がむずかしいがん患者さん（主としてパーソナリティに偏りのある人や、話が長くなってしまいすぎる人）には、まず筆者が面接したうえで、心理職に心理療法を担当してもらっている。しかし、心理的な問題だけでなく、疼痛などの身体的問題が複雑に関係している場合は、医学的知識のない心理職には少し荷が重いようである。身体的な処置に関することには、心理職は看護師や医師のようにすぐに答えることができない。そのためか、患者さんが心理療法にうまく乗ってくれない。この場合は、筆者が担当することにしている。

心理職に心理療法を依頼するケース

どのような場合に精神科医から心理職に心理療法を依頼するかを考えてみた。以下は当科での現状と考えていただいて差し支えない。

ケース1　薬物療法をできるだけ避けたい患者さん

現在の精神科医療では、薬物療法ができないとなると、その後の治療の選択肢がぐっと狭くなってしまうのが現実である。しかし、受診する患者さんのなかには、いろいろな理由で薬物療法をできるだけ避けたいという人もいる。たとえば、妊娠中や授乳中の女性は服薬を望まないことが多い。くすりによる催奇形性や乳児の脳に対する影響を恐れるのである。

最近の実証的な研究からは、妊娠中に服用を避けるべき薬物はさほど多くないことが明らかになってきている。[※16]むしろ、服薬の中断や薬物療法の開始を躊躇することによって、もとの精神症状が悪化し、出産やその後の育児に悪い影響を及ぼすほうが問題とされている。とはいえ、胎児や乳児への影響はゼロとは言えない。したがって、薬物療法を行わないことのデメリットと、それに代わる心理療法のメリットを比較することになる。実際には必要最小限の薬物療法に加え、心理療法（認知行動療法を行うこともある）を心理職に担当してもらう。小児や思春期の精神疾患の子どもたちに対しても同じである。

産科病棟にパーソナリティ障害の女性が切迫早産で入院し、その対応を産科から依頼されたことがあった。切迫早産と診断されて入院となると、1ヵ月以上、長ければ数ヵ月安静を保ちながら、早産を防止する薬物を毎日点滴されるだけの生活となる。パーソナリティ障害でなくても、不機嫌になりがちな病棟生活である。

案の定、看護師たちと衝突を繰り返し、「くすりでなんとか落ち着かせてください」と精神科医に要請があった。薬物療法（衝動性を緩和するための少量の抗精神病薬など）を提案するも、本人は拒否。このときには、筆者が定期的に往診して本人と面接する一方、病棟で看護師たちに患者さんへの対応法について説明し、なんとか出産までもちこたえた。本人の面接は精神科医が行い、患者さんに対する看護師の対応については心理職にお願いした。人と人との力動的な関係についてては、精神科医よりも心理職のほうがお手のものであろう。もちろん本人と心理面で直接にかかわる人間を多くしたくなかったこともある。

ケース2　薬物療法はあまり勧められない患者さん

薬物療法を行ってもよいが、副作用によってもとの症状が余計に悪くなってしまいそうな場合がある。もともとイライラしがちな若年者のパニック障害や軽症のうつ病には、抗うつ薬のＳＳＲＩはあまり使いたくない。ごくまれではあるが、不安や衝動性が高まってしまう懸念があるからである。

また、一見うつ病の症状を示しているが、双極性障害の危険因子（双極性障害の家族歴がある、高揚性パーソナリティである、過去に何度もうつ病を繰り返している、高校生くらいのときから気分の変動があるなど）をたくさんもっているような患者さんにも、抗うつ薬は使いたくない。本格的な双極性障害を誘発してしまうことを恐れるのである。

※16　妊娠中の向精神薬服用の胎児への影響については、非常に多くの研究がある。研究の方法によってさまざまな結論が得られている。薬物療法に対して否定的であるか肯定的であるかといった研究者の志向性によっても結果が左右されているようにみえる。中庸な意見が書かれたものとして、日本語では次の本を推薦する。伊藤真也、村島温子、鈴木利人編『向精神薬と妊娠・授乳（第２版）』南山堂、二〇一七年。

これらの人に対しては、薬物療法のリスクを説明して、認知行動療法を含む心理療法をお勧めしている。しかし、このような患者さんは、心理療法にはあまり乗り気にならないようである。1、2週に1回定期的に通院することを面倒くさがる人や、薬物療法のほうが即効的に効いてくれるはずと思い込んでいる人がいる。このような患者さんは、心理療法といったややこしいものよりも、より現実的でドライな治療を求めるのであろうか。みなさん、お忙しいのである。

ケース3　何であれ長く話を聞かないと収まりがつかない患者さん

診察をしていくと、さほど重篤な疾患とは思われないが、通常の診察では時間が足りず、ある程度長い会話が必要な患者さんも、心理職に対応をお願いすることがある。精神科の通常の外来では、1時間も話し合っていると大渋滞を引き起こしてしまうので、これは心理療法の枠組みのなかで行ってもらうしかない。比較的空いている筆者の外来でも、多いときには午前4時間の枠のなかに20人以上が来院される。繁盛している精神科医クリニックや、地域で一つしかない総合病院の精神科では、この2倍近い人数が受診されるのではないだろうか。

このような患者さんでは、ゆったりとした時間のなかで問題を整理していく作業が必要である。生活上の細かな指導や提案が有効な人たちもいる。境界知能の人や、考え方が独特すぎる人が多い。なかには、アスペルガー症候群などの発達障害が疑われる人も入ってくる。しかし、漫然と通院期間が長くなってしまうことも精神科の運用上まずいので、必要となりそうな面接回数や治療効果を考慮して対象の患者さんを決めている。

70歳台の女性で、体のあちこちの具合が悪くなると訴えて内科を受診し、結局何の異常もないとのことで当科を紹介された患者さんがいた。よくある心気症の患者さんのように、話を聞いていくうちに聞く側のほうがうっとうしい感じになることはなく、ニコニコと穏やかな表情の方であった。しかしその代わりに、「あれでしょ」とか「何が」という代名詞を会話の最中に乱発し、さらには主語が抜け落ちてしまうので、何度も聞き直さないとほとんど話の趣旨がつかめず、会話するのにほとほと疲れる方であった。夫とのふたり暮らしで生活がシンプルなこともあり、日常生活の指導で済み、診察時間がむやみに延びることはなかったため、心理職に紹介することはなかった。しかし、この人は夫とふだんどのようにしてコミュニケーションをとっているのであろう。一緒の生活が長くなれば、「あれ」や「これ」だけで意味が通じるようになるのであろうか。

ケース4　本格的な心理療法が必要な患者さん

複雑な生活史をともなうアダルトチルドレン、DVの被害者、性的なトラウマによるPTSDなどは、デリケートな面接が必要である。正直に言うと、このような女性の患者さんの治療は筆者は苦手である。疾患の種類や経過に応じて、精神分析的なアプローチや認知行動療法などを心理職にお願いしている。

患者さんの側からすれば、精神科医自身に行ってもらいたいのかもしれない。しかし、筆者にはこのような心理療法を行うスキルがない。精神科医なのになぜスキルがないのかと言われるとつらいところである。精神科医としての研修を受けたときに、心理職のようには系統だった精神療法を教育されなかったと言い訳しておく。もちろん当時、筆者のまわりには精神分析を一所懸命に修業していた同僚がいたことも事実であるが、以前書いたように、筆者はその頃動物実験のほうに興味があり、せっせとネズミに注射をしていたのである。

ただし、パーソナリティ障害の患者さんは、たいてい筆者が腹をくくって担当することにしている。

ケース5　精神科医が治療に行き詰まったときの相談相手

先に述べたように、総合病院などでは精神科はあっても常勤の医師がひとりしかいないところが多い。このような病院でさみしく診療をしている精神科医を、総合病院精神科の仲間は「ひとり医長」とあだ名している。典型的なひとり医長の筆者としては、患者さんの治療について相談する相手がいない。治療が行き詰まったときなどは、精神的につらいものである。

このような患者さんを話題にして、ひとり医長と心理職とが「カンファランス」を行うこともある。同業の医師でなくても、分野の共通するほかの専門職がいるというのは大変心強い。診療の面に限らず、仕事上の愚痴やぼやきを聞いてもらうだけでも、ずいぶんと職場のメンタルヘルスには有効である。心理職からは「私は職場のカウンセラーではありません」と言われるかもしれないが、それはそこ、協働ということでよろしくお願いしたいところである。

心理職に心理療法を依頼したときの精神科医の仕事

心理職に心理療法を依頼しても、保険診療として治療費はいただくので、もちろん治療の一部として精神科医が診察を行わなければならない。公立病院では、保険診療以外に自費で治療を行うことは不可能である。ほとんどの場合は、心理療法の前に簡単な診察を行うことにしている。患者さんの心理に踏み込むのは遠慮して、日常生活の過ごし方や、現実的な問題への対処法を考えるくらいのことにしている。薬物療法も、先に述べたように、心理療法の妨げとならないように配慮する。そのために、処方を大きく変更することはなく、頓用薬もあまり処方しない。逆に言うと、薬物療法でこのようなことができる人（あるいはそう予想できる人）しか心理職には紹介しないということでもある。

心理療法の後には、できるだけ時間をとってふたりで患者さんの評価を突き合わせてみることにしている。電子カルテなので、心理療法の概略は事後に記録から確認できるので便利である。患者さんが各々の治療者に対して話していることが違うこともある。医師に対してはけっこう明るく振る舞っていても、心理職の前ではそうではないことや、またその逆もある。このようなズレは診断や治療法を見直す重要な情報になる。

心理療法に紹介するのがむずかしいことがある

精神科を受診する患者さんたちの多くは、薬物療法よりも「カウンセリング」と彼らが呼ぶ心理療法を希望しているという。インターネット上には、くすりばかり出してろくに話を聞いてくれないという精神科医の悪口がたくさん書いてある。しかし、患者さんも自分の病気を医学モデルで解釈して来院するようである。したがって、自分に起きていることは「病気」であり、医師による「治療」でもとに戻る（あるいは楽になる）と解釈している人たちも少なくない。この場合の「治療」が、自分にちょうど合う薬物を処方してもらうことと考えている患者さんもいる。そういう人に「くすりを出さない」と言うと（もちろん実際はもっとソフトな言い方をしています）、不愉快な表情をされるし、その代わりに心理療法をお勧めしても「そんな時間はない」と断られてしまうこともある。話も聞いてほしいし、くすりもほしい、どちらにするかは自分が決めるというのは、精神科治療のいいとこ取りなのかそれとも不適切な利用なのか、筆者にもわからない。

不眠症の患者さんには、まず睡眠衛生指導から開始すべきで、よほど重症でない限り当初から睡眠薬を処方することはない。また、身体症状にこだわるが、これという身体疾患の見つからない身体表現性障害（DSM‐5からは身体症状症という名前になった。昔の精神科医であれば心気症と呼ぶ病態である）では、ベンゾジアゼピン系の抗不安薬を処方すると、このくすりに依存しやすくなり、やめづらくなることが知られている。したがって、不眠症の人には現在の睡眠状態を聞き、適切な睡眠習慣をお伝えする。身体にこだわっている人には、身体疾患でないことを保障したうえで、積極的な運動や外出をお勧めする。

高齢者の場合などはけっこう時間がかかる。説明し終わって、「……というわけで、まずこの方法を試してみてください」と言って診療を終わろうとすると、今まで頷きながら聞いていてくれていた患者さんが「で、くすりは何をいただけるんでしょうか」と言ってくることは珍しくない。患者さんも医学モードなのである。

精神科受診のトリアージは許されるか？

本章の最後に少し問題の発言を許してもらう。

筆者の勤務する病院は公立病院なので、公平性や公共性が求められる。最近よくある私立病院のように、「特別外来」などと称して、予約料をとった患者さんを優先的に診察するなどということはできない。基本的には病気の軽重にかかわらず順番に診察していくことになる。しかし、診察時間を含めた治療の密度まで同じにすることはできない。長く濃密な診察が必要な患者さんもいれば、日常生活の話題だけで済んでしまうような患者さんもいる。

救急医療ではトリアージという概念がある。重症度に基づいて、治療の優先度を決めることをいう。さすがにこの考えを精神科外来にそのまま応用できるとは思わないが、公平性ということを考えれば、期待される治療効果と診療の密度（医療者が注ぎ込めるパワーの量と言ってもよいかもしれない）を天秤にかけながら外来を運営していかなければならない。われわれのように常勤医がひとりしかいない診療科ではやむをえない処置である。

同じ職場で働いているのならば、この考え方を心理職にも求めたいところがある。必要性とその効果のバランスをとるというような考え方には、心理職は違和感をもつかもしれない。しかし、心理療法を希望するすべての患者さんに応えることはマンパワーの面からも無理である。

悩む人たちには平等に対応しなければならないというのは、心理職の職業倫理なのかもしれない。しかし、当科では、心理職による心理療法は、治療の目標をはっきりと設定でき、必要な治療期間が想定できるような患者さんを対象としている。そのため、患者さんとしてはずっと心理療法を受けたいと思われていても、ほかの患者さんのために席を譲ってもらわなければならないこともある。その場合、適宜、病院外にあるいわゆるカウンセリングセンターなどに、健康保険制度外の心理カウンセリングとして紹介することもある。その後の返事はないので、患者さんが実際に行かれたかどうかはわからないことが多い。筆者としては、「子どもの独立後にむなしさが募る」と訴える初老の女性のカウンセリングを何年も続けられてしまっては、首を長くして心理療法の順番を待つほかの患者さんに申し訳ないと考えるのである。

これには異論のある方もいるかもしれない。公立の総合病院でひとりしか精神科医がおらず、細々と診療を行っている当科での、心理職の仕事に対する一つの考えとして受けとめてもらいたい。

なお、本章の執筆には当院の臨床心理士の協力を得ました。協力に感謝します。

9 プラセボ効果の深い意味

ここまでくすりの有効性についてをお話しするときに、たびたび「プラセボ」とか「プラセボ効果」などと言ってきたので、この章ではあらためてこれを話題にしてみる。

プラセボ（placebo）というのは、日本薬学会の用語集によれば、「本物の薬と同様の外見、味、重さをしているが、有効成分は入っていない偽物の薬」である。「偽薬」と表現されたり、英語読みをして「プラシーボ」と書かれたりすることもあるが、正式には「プラセボ」である。[※17] 偽薬と書くと何だか騙すようなイメージがあって印象が悪いから、「擬薬」とするほうがよいのではという意見もある。

また、「プラセボ効果」とは、プラセボを投与された人にみられる何らかの医学的な反応をいう。「何らかの」というのは、よい効果のときもあるし、患者さんにとって都合の悪い効果のこともあるからである。悪い効果の場合は、前にお話ししたようにノセボ（nocebo）効果と呼ぶこともある。

もう一度、RCTにおけるプラセボとは

このプラセボという言葉がもっともよく使われるのが、くすりの実力を調べるために行われるランダム化比較対照試験（RCT）である。3章でも述べたが、ある薬物（実際には、必ずしもくすりである必要はなく、何らかの治療法でもよい）の効果を調べようとするとき、試験対象の患者さんを、薬物を投与する群とプラセボを投与する群にランダムに分け、一定期間後にどのような結果になったかを調べる試験である。プラセボは実際の薬物（実薬）と色や形がそっくりなものを用意し、どちらが投与されているかは患者さんも医師も知らないという条件（二重盲検）で研究が進められる。このように方法論上厳密に行われるRCTは、今の医学では、ある治療法が有効であるかどうかを調べるうえでもっとも根拠（エビデンス）が強い研究方法と考えられている。

なぜプラセボというある意味ややこしいものを用いるかというと、精神科に限らず、プラセボを投与された患者さんでもかなりの割合で病気がよくなることが知られているからである。プラセボによる改善が強く出るのは、痛み、抑うつ、悪心、不眠、喫煙、高血圧、不安、喘息、肥満などの病気や症状である。[1] RCTでは、このプラセボ効果がどのくらい強く現れるかが、試験の

成否に大きくかかわっている。つまり、あまりにプラセボ効果が高いと、しばしば「有効なはず」のくすりとのあいだで効果の差が出なくなるのである。

最近では、精神科のくすりはこのＲＣＴで次々と失敗してしまうことが続き、新薬の開発は停滞気味である。海外ですでに広く使われている薬物であっても、日本で臨床試験をすると「プラセボと差がなく効果なし」と判定されてしまうことがある。

図９−１に、統合失調症の治療薬である抗精神病薬の臨床試験で、プラセボがどれくらいの改善率を示すかを経時的に示してみた。同じようなことが抗うつ薬の臨床試験でもみられている。つまり最近になるほどプラセボ効果が上昇してきて、実薬との差が小さくなっているのである。図９−２に示したように、プラセボ群の反応率が高い臨床試験ほど抗うつ薬（実薬）群との差が小さくなる。このため、最近の臨床試験は失敗してしまいがちである（つまり製薬会社や医師の期

※17　Placeboというのはラテン語で「あなたを喜ばせる」という意味である。もともと聖書の詩編一一六編九節の冒頭にあった言葉で、ヨーロッパ中世では葬式の際の祈りとして使われた。その後、この祈りを唱える人たちの行動から、気休めの言葉や行為の意味で使われるようになったそうである。余談であるが、このplaceboはギリシャ語訳聖書を聖ヒエロニムスがラテン語に翻訳したもの（ヴルガータ訳聖書）に由来している。しかしこのギリシャ語訳はヘブライ語原典から紀元前頃に翻訳したときにすでに誤っていたらしく、彼はそのままラテン語でplaceboと訳してしまった。現代の聖書では原典から翻訳されているので、先ほどの詩編のどこを読んでも「あなたを喜ばせる」に相当する文章はないのでご注意。

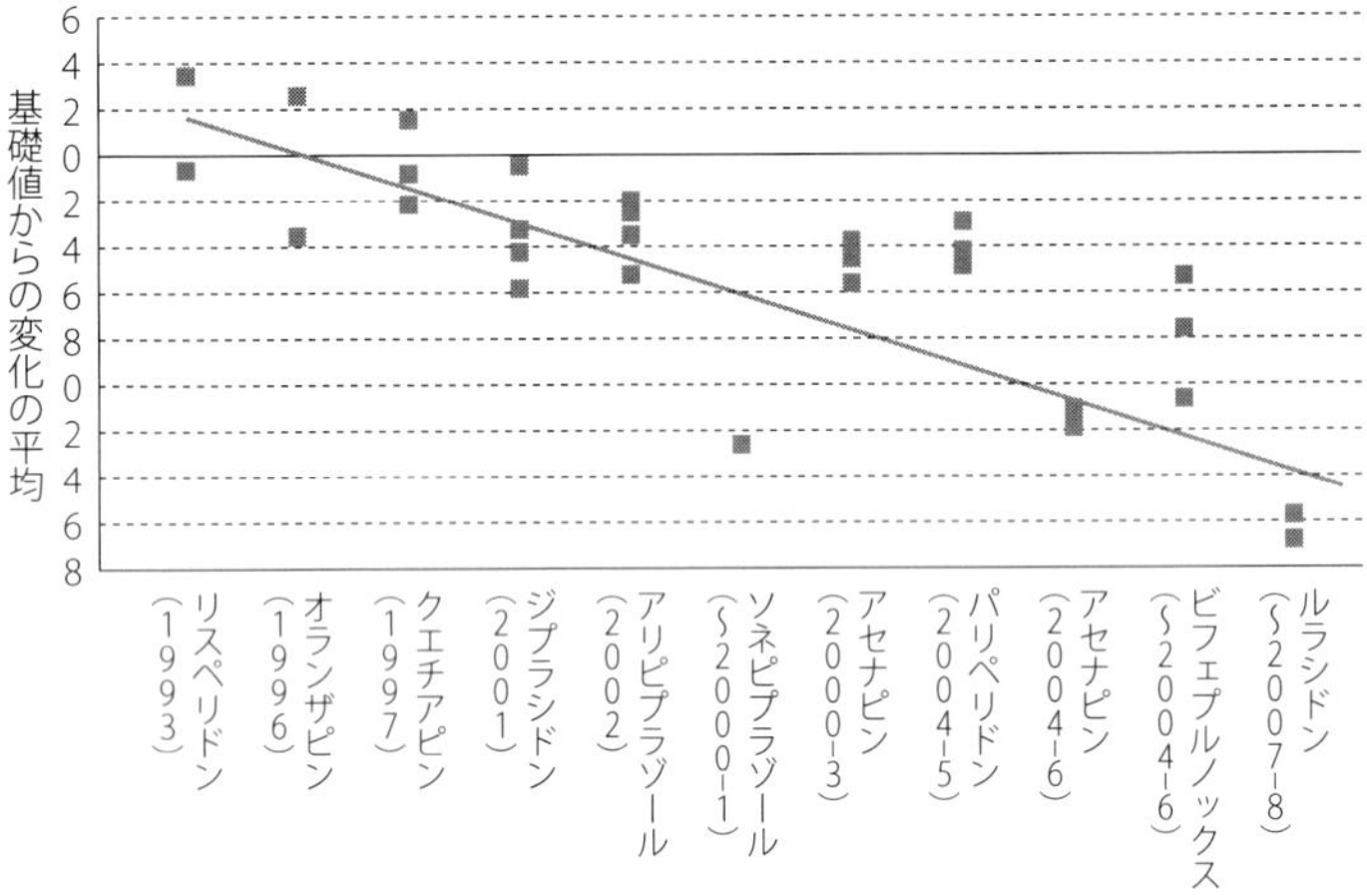

統合失調症の臨床試験において症状評価尺度（PANSS）でみた場合、年ごとにプラセボが基礎値からどれくらい点数を下げているか（つまり症状が軽快しているか）を示している。新しく開発されたくすりほどプラセボ効果が大きくなっているのがわかる。

図9-1　統合失調症の臨床治験でのプラセボ効果の年ごとの推移（文献２）

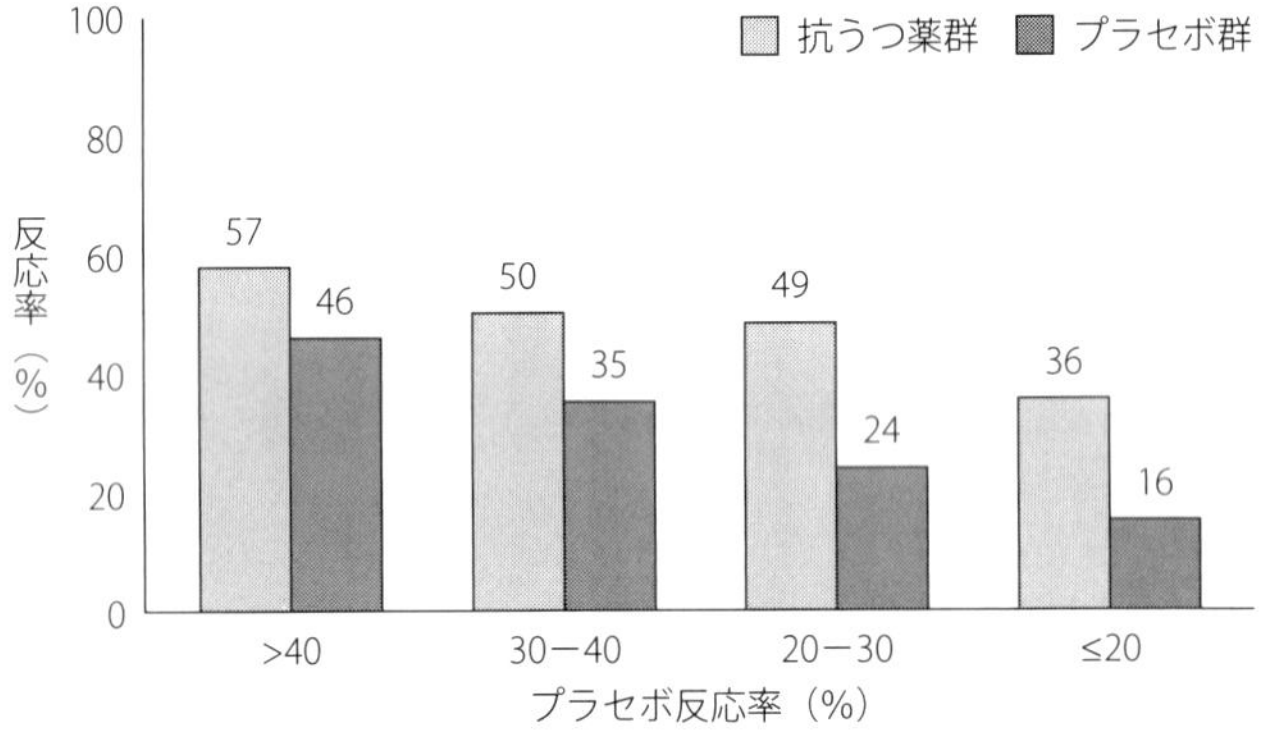

図9-2　プラセボ反応率と臨床試験の結果（文献３）

待に反して、くすりの効果はプラセボよりも優れないとされてしまう)。

プラセボ効果をできるだけ下げ、またノセボ効果も下げることができれば、臨床試験における薬物の有効性判定の感度は高くなるはずである。新薬を開発する企業や研究者はこれをなんとかして実現しようと躍起になっているが、今のところ名案はないようである。

プラセボ効果の解明には大きな意味がある

しばしば誤解されるのであるが、プラセボ効果とは、「心理的に効果があると思い込む」というだけのものではない。実際に効果を示すのである。つまり、プラセボ効果は単なる思い込みや自己暗示などではない。したがって、「病気(とくに精神疾患は)は気持ちからくるものだから、プラセボに騙されるのだ」という主張は誤りである。

プラセボを投与することは、「治療をしない」というのとは異なる。プラセボを投与されてはいるが、それ以外は通常の治療(臨床試験では通常よりもさらにていねいな治療)を受けているのである。この点がプラセボ効果を理解するうえで重要な点の一つである。

プラセボ効果をまじめに研究すれば、病気が治療でよくなるプロセスの少なくとも一部は解明できるかもしれない。この点で、プラセボ効果は精神薬理学者や心理学者の大きな興味を惹いているのである。

プラセボ効果の変動

読者の方は、「プラセボを十分上回るだけの効果がないくすりならば意味がない」と思われるかもしれない。しかし、たとえばプラセボで60％も改善してしまうと、たとえかなりの実力のある薬物（たとえば80％も改善する力のあるくすり）であったとしても、プラセボをはるかに上回るのはむずかしいことは想像できるであろう。最近の抗うつ薬の臨床試験では、反応率（重症度の評価尺度が開始前の半分以下になる割合）が抗うつ薬投与で60％くらいであるのに対し、プラセボでも40〜50％くらいなのである。その差はわずかに10〜20％である。[4]

この事実をもって、「抗うつ薬はたいして効かないくすりである」と言う人たちがいることは、すでに4章で紹介した。また、それに対してＮＮＴ（必要症例数）という指標を用いれば、必ずしも彼らの主張が当たっていないことをお話しした。以下では、この議論をほかの側面からみていこう。つまり、プラセボ効果はどこから生まれてくるかという疑問である。

プラセボ効果の要因

プラセボ効果が現れる要因としては、病気の自然変動、平均への回帰、患者さんや医師のもつ期待、試験に参加していることによる効果、診断や症状評価の問題などが複雑に絡んでいるらしい[5]。以下、順番に説明していこう。

まず「病気の自然変動」というのは、自然経過と言ってもよいであろう。どのような病気でも、一定の期間内に良くなったり悪くなったりするものである。風邪ならばほとんど数日後には回復するはずであるし、精神科の病気であっても軽快していくことは多い。重症であれば軽快していくことは少ないかもしれないが、どんどん悪くなっていく可能性のある重症の患者さんを対象とした臨床試験は倫理的にできない。どうしても、軽症ないし中等症の患者さんが臨床試験の対象として選ばれやすい。このような患者さんは自然経過として軽快していく可能性が高いので、たとえプラセボが投与されていてもある程度改善する。

いくつかの病気や症状に対する臨床試験から、実薬を投与された群のなかで、改善の要因として、薬物の効果、プラセボの効果、無治療（自然経過）がどれくらいの割合で存在するかを推定した図を示す（図9－3）。うつ病や悪心、恐怖症や喫煙などは自然経過でよくなる割合が高く、急性の痛みではプラセボ効果はほとんどないことがわかる（マイナスはより悪くなってしまったことを示している）。この研究では全体として、改善の要因として自然経過が20％、プラセボ効果が20％、くすりの実力が60％とみている。

次に、「平均への回帰」というのは統計学的な用語で、ごく簡単に言ってしまうと、「最初に偏った結果が得られても、2回目の結果は平均に近づく」という現象である。たとえば、症状が重

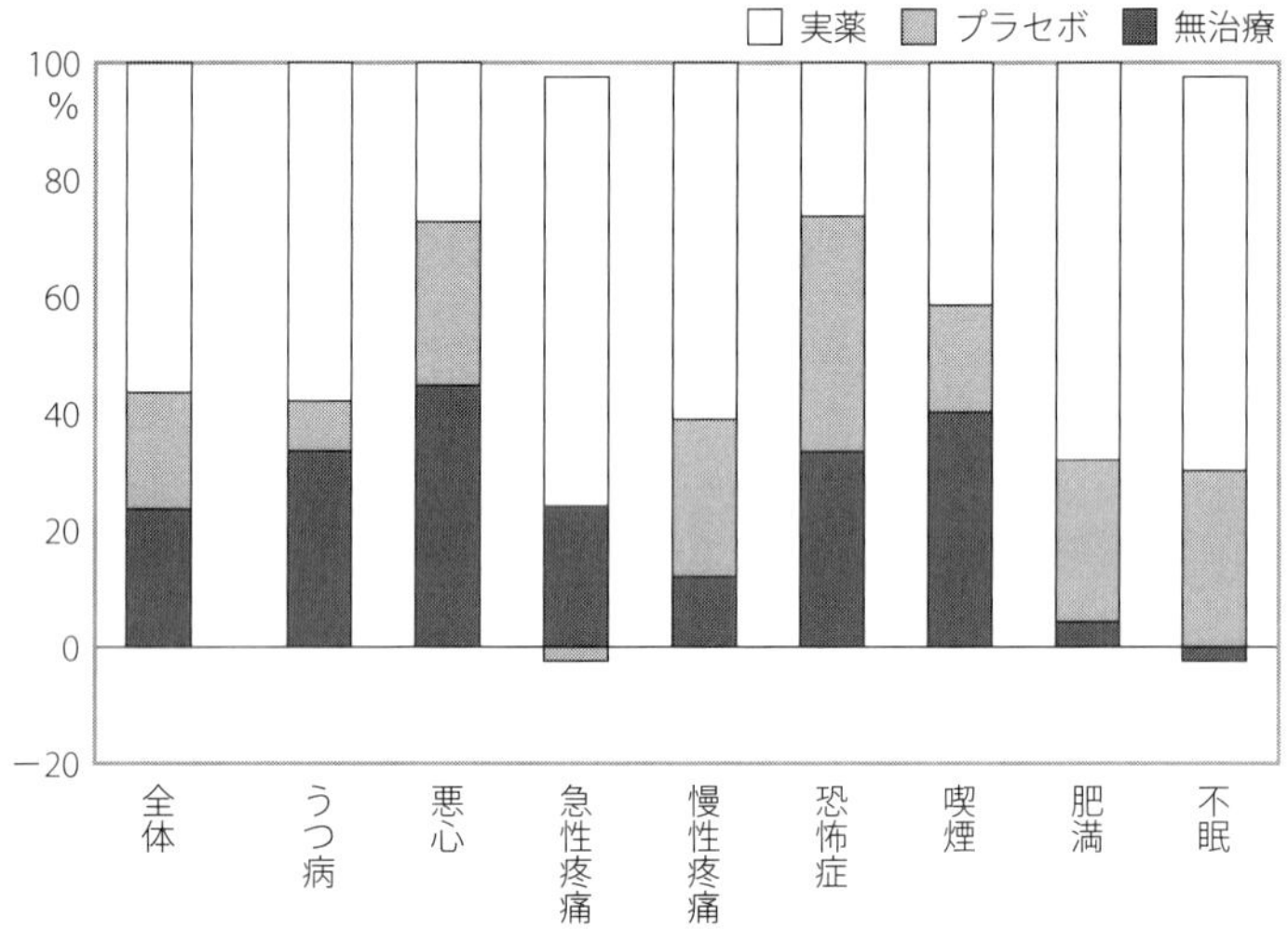

図9-3　改善の要因として実薬、プラセボ、無治療の割合（文献６）

い患者さんを集めて臨床試験をすると、症状はある程度変動するはずなので、重い症状は長く続かず、平均的なレベルに近づくはずである。結局、治療効果と関係なく、症状はよくなることになる。

　続いて、「期待」というのは、臨床試験を受ける患者さんが「この治療で自分の病気が治るはずだ」と強い期待をもち、医師の側も同じような期待をすると、それだけで病気にはよく働くことをいう。臨床試験では、実薬とプラセボの1対1の2群に分けるというデザインだけでなく、実薬を複数（低用量と高用量）、プラセボ、さらに対照としてすでに市販されている同系統のくすりを入れ、三つ以上の群に分けるという方法もある。このときは、患者さんがプラセボに当たる確率は数分の1になるので、

2群のときよりも実薬を投与される確率が高くなる。このような試験では、患者さんは「たぶん実薬が当たるはず」と期待するためか、プラセボ効果が高くなることが知られている。

この「期待」がどのようにプラセボ効果をもたらすかについては、条件づけという学習理論で説明されることがある。つまり、くすりや病院での診察でよくなったという経験が条件づけられると、服薬や通院というきっかけだけで症状がよくなるというのである。生まれてはじめて診察を受けるという患者さんが臨床試験に参加するとも思えないので、この説もある程度の説得力がある。たぶん、服薬や通院での快い経験が重要なのであろう。そこには、治療者の患者さんに対する優しさやていねいさが関係しているはずである。

「試験に参加していることによる効果」もある。効果的な治療を受けていると考えれば、誰しもくすり以外に病気によいことを積極的に試みてみようとするものである。たとえばうつ病では、悲観的な考え方の転換や適度の運動などが病気の改善によい効果をもつことが知られている。治療の効果を期待している患者さんが同時にこのような思考や行動をとるのはありうることである。これが、試験に参加しているというだけでもたらされる効果である（前に触れたホーソン効果）。

診断や症状評価の問題などは少し専門的になるので説明は省くが、たとえばうつ病では、操作的診断基準が採用されたDSM－Ⅲ以前と以降とで、同じうつ病の患者さんが選ばれているかどうかは怪しいところである。また、症状評価は患者さんの主観的な気持ちを評価することになるので、うまく作るのは容易ではない。高血圧のくすりならば血圧を測ればデジタルに効果が評価できるが、精神症状ではそうはいかない。

精神科ならではのプラセボ効果をもたらす要因

精神科では、以上のような理屈っぽい要因のほかに、いかにも精神科ならではの要因がある。臨床試験の前には、患者さんに自分の病気の説明やその治療法についてあらかじめ一般的な説明を行うことになっている。もちろんふつうの臨床場面でも同じようなことは初診時に行うものだが、臨床試験ではこれをより徹底して、長時間にわたってていねいに行う。こうするとプラセボ効果が高くなる。

風邪に対しても、共感的な態度で治療するとほぼ1日回復期間が短くなるという、冗談のようだがごくまじめに研究した報告がある(7)。治療者の共感的な態度は患者さんの免疫機能を高めるとのことである。

また、試験中の診察回数が多いほうがプラセボ効果は高まる。臨床試験ではほぼ毎週患者さんに来院してもらう。一度来院されると効果の判定や副作用のチェックなどがあるので、ふつうの診察よりはやはりていねいに行われる。よくは知らないが、米国では精神科の外来通院は通常1ヵ月に1回らしく、1週間ごとというのは特別らしい(わが国では初診後しばらくは1週ないし2週に1回の通院ペースがふつうである)。

これを逆に考えれば、通常の臨床でも、初診時に十分に疾患について説明し、今後の治療法を理解してもらい、時間をかけたていねいな診察と頻回の経過観察を行えば、それだけでよい治療効果が期待できるということでもある。これは薬物療法の否定ではない。もし精神科医が自動販売機のようにくすりを患者さんに手渡しているのであればそうかもしれない。しかし、実際は薬物療法の際には、くすりについての説明をし、期待される効果や副作用についても患者さんと話し合っている。これも薬物療法に含まれているのである。

欺かないプラセボ投与に効果はあるか

抗うつ薬は臨床試験でプラセボにわずかしか勝らないために、抗うつ薬は重症例以外にはあまり効かないくすりなのだと主張する研究者がいることは4章でお話しした。そのカーシュによる研究は、発表されると世界中で一時大騒ぎとなった。[※18] マスメディアでは、「うつ病の患者には、抗うつ薬だと言ってプラセボを処方すればいいんだ」という極論まで出現した。

※18　カーシュには一般向きの著書もあって、*The Emperor's New Drugs* と名づけられている（邦訳もある。石黒千秋訳『抗うつ薬は本当に効くのか』エクスナレッジ、２０１０年）。書名は「はだかの王様（The Emperor's New Clothes）」にかけている。抗うつ薬とプラセボの効果が接近していることは、その世界にいる人たちならみんな知っていた「不都合な真実」だったというのである。

さすがに、本当のくすりだと騙して患者さんにプラセボを投与するのは、倫理的にいかがなものであろうか。しかし、薬理学的に効果がないときちんと説明したうえで、プラセボを投与するという研究がいくつかある。「欺かないプラセボ投与」である。その一つを紹介しよう。

対象は慢性腰痛の患者さんである。プラセボには活性のある薬物は含まれていないことを説明したうえで、さらに「プラセボには強力な作用がある、条件反射的にプラセボに反応することがある、前向きな態度は有用である、21日間きちんと服用することが大切である」などのポイントを伝える。このまま、通常治療群とプラセボ群を3週間観察すると、最終的にわずかではあるがプラセボ群のほうが痛みの程度が小さかったという（痛みの程度を0〜10点の間で評価する方法で、約1点の差）[8]。同じような結果を示した研究が、典型的な心身症とされている過敏性腸症候群でもなされている[9]。

プラセボ効果の神経科学

プラセボ効果は精神疾患で高いといわれているが、実際はパーキンソン病などの神経疾患でも高く出ることが知られている。パーキンソン病の原因は脳内（とくに黒質線条体系と呼ばれる経路）のドーパミンという神経伝達物質の機能低下であることから、プラセボ効果にはこのドーパミンが関連していることが推測される。ドーパミンはまた、薬物依存症に強くかかわる脳内報酬系などに関連している。このことも、「心理的な現象」と考えられそうなプラセボ効果の実態の探求には示唆的である。

同じように、痛みに対してもプラセボ効果は高い。痛みには脳内のエンドルフィンという神経伝達物質が関与しているが、プラセボ効果には、脳内麻薬などと俗称されるこのエンドルフィンも強く関係しているらしい。これらの神経伝達物質の機能は、脳画像研究である程度デジタルに示すことができる。そのため、とくにプラセボによる鎮痛効果などについて神経科学者はさかんに研究しており、プラセボ効果に関連するいくつかの重要な脳部位が抽出されてきている[10][11]。

*

プラセボ効果は薬物だけでなく、精神療法や手術などでも生じてくる現象である。結局、薬物療法というのは薬物を介した治療法の一つであり、薬物の効果そのものだけでなく、患者さんや医師それぞれの思惑や相互関係などさまざまな要因が絡み合って最終的な結果がもたらされる。このプラセボ効果をくわしく分析すると、精神科における薬物療法という医師の行動や患者さんの納得が、治療効果にどれくらい大きな役割を果たしているのかがみえてくるのである。

10　個人の経験重視の治療法から「診療ガイドライン」へ

くすりの使い方はどのようにして決められていったか

精神科の薬物療法が本格的に始まったのは、1950年代に統合失調症の治療薬として抗精神病薬が開発されてからである。その当時にさかのぼってみると、いったいどのようにくすりの使い方は決められていったのであろうか。

筆者が精神科医になった頃には、すでに抗精神病薬の開発から20年以上経っていたので、それ以前の治療を知る由もないのであるが、医者になりたての頃、神奈川県にある歴史の古い精神科の病院で働いたことがあった。日本の精神科病院が急激に増加したのは1960年頃で、それ以前、昭和のはじめ頃からあった精神科病院はそれほど多くはない。

その病院に行くたびに、長く入院している患者さんの分厚いカルテを見ることになった。当時であるからもちろん手書きである。ぼろぼろになった表紙から数ページは初診時の記録であった。ボールペンはない時代なので、濃紺の万年筆で書かれている。むずかしいドイツ語で症状が書かれているのである。とはいっても、症状を示す単語が並んでいるだけなので、実際は単語さえ知っていればドイツ語の文法は知らなくても内容は理解できる仕組みである（個性的な字で読めない場合を除き）。ちなみに、現在はこのように症状を羅列するだけの記録はよろしくないということになっている。

さて、1950年代中頃に入院した患者さんの記録には、クロルプロマジンという抗精神病薬がおっかなびっくり開始されていた様子がみられた。クロルプロマジンは抗精神病薬として最初のくすりで、使用頻度は減ったにしても今でもまだ現役である。当時のカルテではなんと5㎎から開始されており、ごくゆっくりと増量していって、どのように症状が変化したかが書いてあった。血圧や脈拍などの変化もきちんと記録されていた。クロルプロマジンは少し血圧を下げる作用があるので、それを心配したのであろう。先輩に聞くと、当時とても高価だったので少量しか使えなかったこともあるのではないかという。

現在、クロルプロマジンの維持量は添付文書では1日50～450㎎とされており、初期投与量

（最初に投与する量）は50㎎くらいとある。外来の患者さんでは投与量はこれくらいかもしれないが、入院している患者さんではこれより多いであろう。[※19]

ごく慎重に使っていた時期を経て、維持量や開始用量はどう決められたのであろう。おそらく、クロルプロマジンの投与量を増やしたり減らしたりして、いろいろと試みているうちに、徐々に至適な用量というものが決まっていったと考えられる。

しかし、最近発売された抗精神病薬ははじめから添付文書に初期投与量と維持量などが書かれている。この数値は、厚生労働省が発売を認可したときに行われた臨床試験でのデータがもとになっている。したがって、発売後そのくすりが広く使い始められると、決められている初期投与量や維持量が必ずしも適切ではないという印象を医師にもたれることもある。「維持量が低すぎるのでは」というものや、逆に「初期投与量が高すぎるのでは」などという意見も出てくる。

実際にくすりを処方する精神科医は、このあたりの微妙な投与量の違いを意識して、多少の幅をもって処方することが多い。添付文書でも、「適宜増減」などという言葉で、ある程度の増減

※19　入院している患者さんに投与されている抗精神病薬にはいろいろな種類があるので、投与量を比較するときにはクロルプロマジンに換算した値を用いる。最近の報告では、入院患者への平均投与量はクロルプロマジン換算で800㎎くらいである（中野和歌子、藤井千太、新福尚隆他「統合失調症入院患者に対する抗精神病薬処方の最近10年間の変化―東アジアにおける国際共同処方調査（ＲＥＡＰ）の結果から」『臨床精神薬理』14巻、1397―1411頁、2011年）。

を認めているものもある。

精神科医はくすりの処方をどう学んでいるか

あまりよく知られていないかもしれないが、医学部の授業では病気の具体的な治療法までは勉強しない。せいぜい「このような病気に対しては、このような種類のくすりを使います」ということを知っていればよいということになっている。したがって、国家試験を通って研修医になってはじめて具体的なくすりの使い方を勉強する。くすりの選択、用量の設定、注意すべき副作用など、新米の医師にとって覚えるべきことは多い。このときにはまず指導医が具体的な処方の仕方を提示して、研修医が真似ていくというマンツーマンの教育となる。

さて、経験ある指導医はどう処方の仕方を学んだかである。抗精神病薬としてクロルプロマジンしかない時代であれば、くすりの使い方は簡単であったかもしれないが、今や抗精神病薬といっても30種類以上あり、よく使われるものだけでも10種類くらいはある。このうちどれを選んで、はじめにどれくらいの用量を処方し、どのようなペースで目標の用量まで増量していき、さらに症状が落ち着けばどれくらいの期間どれくらいの用量で維持すべきかを決めるのは、そう簡単ではない。途中で副作用のために増量できないかもしれないし、まったく効果がなければそのままそのくすりを続けるよりは、ほかのくすりに変更するほうがよいかもしれない。その場合でも、うまくいけば効果を望めるかもしれないが、症状の増悪をなかなか止められないこともある。たくさんある抗精神病薬のうちどれが一番よいのかも、残念ながらそれをはじめから予測することはできない。

このように、どのくすりをどのように使えばよいのかは、添付文書におおまかな手順が書いてあるとしても、細部は画一的には決められないのである。昔は先輩の処方を代々真似ていったため、同じ大学や病院で研修をすると、みな同じような処方になったものである。処方の仕方でどこの病院で研修を受けたかがある程度わかるという冗談のような話もあった。関東と関西で処方の仕方が違うなどということもよく聞かされた。

そこでよく紹介されたのが、いわゆる「名医の処方」といったものである。製薬企業が配布するパンフレットなどには著名な先生方の「わたしの処方」が紹介されており、新米の頃はよく真似をしたものである。今考えると、その処方がどうよいかの説明はほとんどなかったように思われる。大先生の権威が裏打ちになっていたのである。

「診療ガイドライン」の登場

個々の医師ごとに同じ病気に対して異なった治療になってしまうのは、読者も何か変だと思われないだろうか。それとも自分だけは、薬物療法の大家や権威といわれるような医師から処方してもらいたいと考えるのであろうか。

筆者は、仮に自分が病気になったときには、どんな医師でもまずこの治療法を行う、というものから開始してもらいたいと思う。いわゆる標準的な治療法である。いきなり独特な治療法は願い下げである。

しかし先に書いたとおり、昔はこのような「標準的な治療」という考え方がなかった。この事情は精神科に限らずすべての医学分野で同じであった。たとえばがんの治療でも、昔はがんの種類や進行段階が同じであっても、手術法や抗がん剤の使い方などが病院ごとに少しずつ異なっていたのである。また、新しくもたらされた診断法や治療法をどう評価して（なかには怪しいものもあるはずである）、今までの診療に組み込んでいくかについても同様であった。

昔からその道の権威といわれる医師たちは、専門書や医学論文を介して、自分たちの治療法が最善であると主張してきた。それらの意見はたしかに尊重すべきである。しかし「偉い人がそう言うからそうなのだ」というだけの理屈で治療が進められてしまってはたまらない。また、自分たちのところでしかできないと主張する治療法では独りよがりである。それではどういう方法で、診断や治療を決めていけばよいのであろうか。

このような臨床家の悩みの解決を援助する目的で作成されたのが、「診療ガイドライン」と呼ばれるものである。国際的にもさまざまな国や団体が作成しており、わが国でも主として学会単位で作成されている。

精神科領域では代表的なものとして、うつ病や双極性障害の治療ガイドライン[1][2]が日本うつ病学会から、睡眠薬の使い方のガイドライン[3]が日本睡眠学会から、統合失調症の薬物治療ガイドライン[4]が日本神経精神薬理学会から公表されている。いずれも医療者向けであるが、各学会のホームページから無料でダウンロードできる。睡眠薬使用のガイドラインでは、「患者向け解説」という部分があるので、患者さんや一般の人も読んで理解できるはずである。

実は診療ガイドラインは、医療者の治療方針の決定を援助しようとするだけのものではない。医療者の治療方針の決定には、当然患者さん側の意見も反映される。患者さんが、自分の今後受ける治療が、専門家のあいだでどのように評価されているかを知っていれば、主治医との話し合いがスムーズに進むのではないだろうか。診療ガイドラインは、主治医と患者さんが今後の治療を判断する際の仲介資料として、一定の役割を演じてくれるはずである。

診療ガイドラインはどのように書かれているか

診療ガイドラインがどのように書かれているかは、インターネットで手に入れてご覧になればすぐにわかるはずである。たとえば、ごく最近作成された統合失調症の薬物治療ガイドラインを参照してみよう。

ざっとみると、全体が質問と答え（Q＆A）の形式で書かれていることがわかる。はじめの質

表10-1　統合失調症薬物治療ガイドラインにおける臨床疑問の例

CQ3-1.　維持期統合失調症患者において、抗精神病薬の服薬中止と継続のどちらが推奨されるか？

推奨　維持期統合失調症において、抗精神病薬の服薬継続は再発率を低下させ（A）、入院回数を減少させる（A）。また抗精神病薬の継続は、死亡率を低下させ（C）、QOLの低下を防ぐ（C）。したがって、維持期統合失調症において、抗精神病薬の服薬継続が推奨される（1A）。

文献5を一部改変。A、Cはエビデンスの強さ（表10-2）を指し、1Aは推奨度（表10-3）が1でエビデンスの強さがAであることを示す。

問は、「初発精神病性障害に対して、好ましい抗精神病薬はどれか？」というものである。このような質問をガイドラインでは「臨床疑問（クリニカル・クエスチョン）」と呼ぶことになっている。ガイドライン作成でまず取り組むことは、このような適切な臨床疑問をリストアップすることである。

次に、臨床疑問に対する回答が本文中に書かれている。最終的にどのようなことを推奨するか（あるいは推奨しないか）が記載されている。医師はこれを読んで、自分の患者さんへの治療の参考にするのである。

具体的に説明するために、比較的簡単な臨床疑問を提示しているCQ3－1をみてみよう。ここでは「維持期統合失調症患者において、抗精神病薬の服薬中止と継続のどちらが推奨されるか？」という臨床疑問に対して、表10－1のような推奨がなされている。「推奨」以下の記載は表では省略したが、「解説」として、どのような根拠でこの推奨が決められたかがくわしく書いてある。当然、医学的な根拠（エビデンス）に基づいた議論がされているので、この臨床疑問を解決するようないくつかの重要な臨床試験の結果がていねいに紹介されている。ここでは、さまざまな研究結果のエビデンスの強さについては表10－2のような、また最終的な推奨については表10－3のような基準をもとに記載されている。

このように、ガイドラインの本文では、どのような根拠をもって文章を作成したかがはっきりとわかるようになっている。つまり、どこまでが広く認められていることなのか、どこまでが著者の個人的な意見なのかが混同されないような書き方になっているのである。

エビデンスの強さは、本書で何度か紹介してきた「エビデンスに基づく医療（Evidence-based medicine：EBM）」における研究結果の強さとして紹介してきたものが基本になっている（表10－4）。ある治療法と対照される治療法とについて、患者さんを2群にランダムに分けて二重盲検で比較した試験、つまりRCTが、ここでもやはり中心的な研究となる（Ⅰb）。複数のRCTを集めて統計的に統合したものがメタアナリシスであり、通常これがエビデンスの上位にくる（Ⅰ

表10-2　エビデンスの強さ

A	強い	真の効果が推測する効果に近いと確信できる
B	中等度	真の効果が、推測する効果に近いと考えられるが、結果的に異なる可能性が残る
C	弱い	真の効果が、推測する効果に近いと考えられるが、結果的に異なる可能性がある
D	とても弱い	推測する効果は大変不明瞭で、真の効果とかけ離れることがしばしばある

文献5より。基本的には文献9に基づいている。

表10-3　推奨度

1	強い	……行うことを推奨する	……しないことを推奨する
2	弱い	……行うことが望ましい	……しないことが望ましい

文献5より。基本的には文献9に基づいているが、ほかのガイドラインでは、さらにくわしく4段階に分けることもある。

表10-4　研究方法によるエビデンスの強さの段階

Ⅰa	系統的レビューやメタアナリシス
Ⅰb	ランダム化比較対照試験
Ⅱa	非ランダム化比較対照試験
Ⅱb	その他の準実験的研究
Ⅲ	非実験的記述的研究（比較研究、相関研究、症例対照研究など）
Ⅳ	専門家委員会や権威者の意見

ⅠからⅣに進むにしたがって、エビデンスのレベルは低くなる。

a）。RCTでは、患者さんも医師も、どちらの治療が行われているかは二重盲検なのでわからない。医師のほうは知っているという試験もあり、これは非ランダム化比較対照試験とかオープン試験と呼ばれる。この方法はプラセボ反応を除外しにくいので、RCTよりもエビデンスの強さは下になる（Ⅱa）。さらに、ある治療をした患者さんを集め、これとペアになるような患者さんを対照群として、過去にさかのぼって効果を比較するという方法（症例対照研究）もある（Ⅲ）。この方法は結果に影響を与える要因を完全には除外できないのが欠点である。[※20] 最もエビデンスが弱いのは、専門家の意見（「専門家の経験に基づく個人的な意見」と言ったほうがよいかもしれない）である（Ⅳ）。

エビデンスが強ければそれを最高の推奨にすればよいので、エビデンスと推奨を分ける必要はないのではと思われるかもしれない。たしかにふつうはエビデンスが強ければそれを推奨するであろう。しかし、実際は副作用の可能性、かかる費用（健康保険適用でないために非常に高価な薬剤であることも）、実際に行えるかどうか（精神科での認知行動療法のように、どこでもできるとは限らないものも）などを総合的に判断したものが推奨度となる。あまりに当然なために臨床試験が行われず、そのためにエビデンスとしては弱くなってしまうが、推奨度は高いというも

のもありうる。[※21]

診療ガイドラインの作り方にはルールがある

診療ガイドラインは、このようにエビデンスに基づいて作られるのがもっとも本格的なものである。厚生労働省は1999年から、それぞれの学会における代表的な疾患の診療ガイドライン作成を支援している。

発表されたガイドラインは、日本医療機能評価機構内にあるMinds（Medical Information Network Distribution Service、マインズと呼ぶ）ガイドラインセンター[(5)]のサイトに、臓器や疾患別

※20　たとえば次のような研究が代表的な症例対照研究である。飲酒と肺がんの関係を調べるために、肺がんになった患者さんに飲酒の有無を聞いてみることにしよう。対照としては肺がんになっていない同年代の人を設定する。おそらく肺がんの人のほうが飲酒することが多いという結論になるはずである。しかし、それだけでは飲酒が肺がんの原因であるとはいえない。なぜなら、実は飲酒する人の多くは喫煙もするからである。喫煙が肺がんの大きな要因であることはよく知られている。ここでは喫煙という隠れた要因（交絡因子という）があったわけである。このような要因に気づけないことがあるのが症例対照研究の欠点である。

※21　たとえば、初診の患者さんの診察はある程度長い時間をかけて行ったほうが、その後の治療継続にとってよいであろうことは常識的に考えられ、当然推奨されるはずである。しかし、このような研究は実際に行われているとは思えない。したがってエビデンスとしては弱くなってしまう。

に公開されている。診療ガイドラインは主として医療者向けに作られているが、よくある疾患（高血圧、喘息、急性心筋梗塞、胃がんなど）では、専門家向け、プライマリケア医向け、一般向けの3種類が作成されている。

各学会は、作成委員会を編成してガイドライン作成に取り組んでいる。といっても、学会の作成委員は多くは医科大学の先生たちなので、ガイドライン作成のプロというわけではない。そこで、Ｍｉｎｄｓではガイドライン作成のための手引き書を作成している。これもホームページからも自由にダウンロードできる[6]。

実は診療ガイドラインについては、国際的にはＧＲＡＤＥ（Grading of Recommendations Assessment, Development and Evaluation）という作成方法が知られている。この方法に厳格に従って作成されたガイドラインがもっとも信頼性が高いと評価されるのである。

残念ながら、わが国のガイドラインはこのＧＲＡＤＥの基準を十分に満たしていないという意見がある[7]。英国などでは疫学の専門家、統計学者、経済学者など、ガイドライン作成のプロがたくさん参加している。これにはそれなりの費用がかかるらしく、一つのガイドラインを作成するためには、彼らへの人件費などを含めて、英国では1億円くらいかけているという。日本では、基本的に学会の作成委員の仕事に対しては交通費以外のものは支払われていないはずである。基本的に学会での活動は手弁当なのである。

診療ガイドラインの成績簿

さて、このようにしてできあがった診療ガイドラインを評価するＡＧＲＥＥ（Appraisal of Guidelines for Research & Evaluation、現在はこの第2版）という方法が提唱されている[8]。

表10－5にあるように、ＡＧＲＥＥの評価項目は、６つの観点（対象と目的、利害関係者の参加、作成の厳密さ、提示の明確さ、適用可能性、編集の独立性）と全体評価からなっている。ガイドラインの作成者たちが「エビデンスに基づいてきちんと偏りなく作成した」といっても、本当にそうなのかを評価するシステムである。決められた方法で作成され、できあがったものもまた決められた方法で評価されるというのが、「エビデンスに基づく」といわれる所以である。

表10-5　AGREE の 6 つの観点

- 対象と目的：作成の目的は何か、どのような患者さんを対象としているか
- 利害関係者の参加：ガイドラインの作成者に偏りがないか、患者さんの意向が考慮されているか
- 作成の厳密さ：エビデンスの評価過程や推奨の方法がはっきり決められているか
- 提示の明確さ：推奨が明確に書かれているか
- 適用可能性：適用可能性について検討されているか
- 編集の独立性：作成者の利益相反や作成資金源の独立性

全体評価

実は、このＡＧＲＥＥを満たすとＭｉｎｄｓが判断した診療ガイドラインだけがホームページ上に掲載されている。精神科領域では、前述の統合失調症や双極性障害のガイド

ラインは掲載されており、日本うつ病学会の作成したうつ病の治療ガイドラインの旧第2版は掲載されていない。

合議で内容が決まるガイドラインもある

今まで紹介したのは比較的新しい診療ガイドラインで、しばしば「エビデンスに基づくガイドライン」と呼ばれるものである。「エビデンスに基づく」の意味は先ほど紹介したように、推奨する際の根拠の強さが明示されているという意味である。

しかし、以前よくあった診療ガイドラインは、同じ分野における専門家が相談し合って作ったものであった。これはエキスパート・コンセンサス・ガイドラインと呼ばれていた。こちらのガイドラインは、悪く言えばエキスパート（斯界の権威者）のアンケート結果を多数決でまとめたようなものである。彼らのコンセンサス（同意点）で成り立っているからである。このガイドラインに従うということは、多数意見に従うという意味では無難かもしれないが、実はあまり意味のない慣習的な方法を引きずってしまう可能性もある。

もっとも、エビデンスに基づくガイドラインを作成するときでも、根拠となる研究論文が少ないか、まったくないときには、編集者（執筆者）たちの合議で決めなければならないこともある。このときには編集者のコンセンサスによって決めたことが明記されており、エビデンスの強さとしては弱くなってしまうのは仕方がない。それでも、合議するときにはいきなり多数決などの方法をとらず（声の大きな人たちに引きずられないため）、調査を繰り返してその結果をフィードバックしながら、少しずつ意見を集約するというデルファイ法などがとられるのがふつうである。

＊

このように、以前は個人の経験や先輩・大先生の意見で治療方針が決められていたのが、少なくとも診療ガイドラインが作成された後は、どの治療がどの程度のエビデンスをもっているかがすぐにわかるようになった。さらに、エビデンスの強さに基づいて推奨のレベルまで提示されている。医師が患者さんと治療法を話し合うときには、標準的な治療法としてこのガイドラインが役立つと思われる。また、標準的な治療が行えない場合でも、ガイドラインを参照すればその理由を説明しやすくなるのではないだろうか。

しかし、診療ガイドラインを作成する側にも、またそれを利用する側にもいくつかの問題がある。次章はこれらの問題についてお話ししていく。

11　診療ガイドラインは誰のため？

診療ガイドライン作成への患者・市民の参加

前章から診療ガイドラインの話をしてきたが、医師以外の方は、「へー、そんなものがあるんだ」くらいの印象しかもたれないかもしれない。なかには、自分が病気になって、それについての情報を集めているうちに、ガイドラインが発表されていることに気づいたという患者さんもいるであろうが、ガイドラインは多くは医療者（とくに医師）に向けて書かれているので、そのまま読んでもよくわからないのではないだろうか。「医者だったら誰でも知っている」ような基本的な知識や情報は、医師向けの資料では当然省略されているからである（ただし、一部のよくある疾患に対しては、一般市民向けにわかりやすく書かれたバージョンを用意しているものもある)。

しかし、ガイドラインは医師の治療方針決定のためだけに作られているのではない。一般に、治療方針には患者さんやその家族の要望も含まれるはずである。

たとえば、Aという治療法とBという治療法が、医学的な研究からは効果がほぼ同等とされているとしよう(先に触れたように、中等症以下のうつ病では抗うつ薬による薬物療法と認知行動療法の効果は同等とされている)。さて、AとBのどちらかを医師が選ばなければならないときには、それぞれの長所や欠点を患者さんに説明するだけでなく、当然患者さん側の希望も聞くことになる。もし、世の中の大多数の患者さんがBのほうを選ぶということであれば、ガイドラインとしても患者さんの意見を取り入れて、Bが好まれているということを何らかの形で記載することになるであろう。

これは非常に単純化した例で、実際は医学的に治療効果だけみたとき、両者がまったく同等という場合は少ない。むしろ、「Aのほうは治療効果は高いが副作用が大きい、Bのほうは治療効果はやや劣るが副作用は少ない。さて、AとBのどちらにしましょう」といった状況のほうが多い。副作用の程度や種類によっても患者さんの判断は変わるかもしれない。耐えやすい副作用もあれば、苦しい副作用が予想されるものもある。また治療効果といっても、完全な治癒のときもあれば、がん治療のように余命2、3ヵ月の延長ということもある。そうなると、どちらを選ぶかの要因として、何を重視するかという患者さんの価値観も入ってくる。場合によっては、医師として患者さんの意向を尊重し、あえてガイドラインの推奨する治療法を採用しないということもあるかもしれない。

最近では医師の医学的な判断だけでなく、患者さんの価値観も含めて両者が十分な知識を持ち寄って情報を共有し、意思決定を進めていくというshared-decision making（「共有意思決定」とでも訳せるであろうか）という方法が提唱されている。従来の「説明と同意（インフォームドコンセント）」というやり方では、医師が一方的に情報を患者さんに提示するだけで、決定を患者さんに丸投げしてしまいがちになるという反省から生まれてきたものだ。この新しい方法では、医師が患者さんに治療法を説明する際に提示する情報として、学会などが作成したガイドラインが使われるかもしれない。そうであれば、ガイドラインにも患者さん側の意向を含んだ記述があってしかるべきであろう。

診療ガイドラインは誰が作っているか

診療ガイドラインが誰によって作られているかは実は大きな問題である。

日本の診療ガイドラインはほとんど専門学会のメンバーが中心になって作成されているので、ガイドラインを作っているのは誰かという質問には、「学会から選ばれた医師たちが作っています」と答えるしかない。しかし、海外のガイドラインでは医師以外に、コメディカルはもちろん、

表11-1　NICE うつ病診療ガイドラインの作成者（文献１）

精神科医	3
看護師	2
心理士・心理療法士	4
一般開業医	2
ユーザー	2
疫学・統計学者	4
薬剤師	1
介護者	1
経済学者	2
編集者、研究補助など	15

患者や一般市民、さらには経済学者などが作成者に含まれているところもある。英国の国立医療技術評価機構（ＮＩＣＥ）作成のうつ病診療ガイドライン（２００９）では、作成委員会のメンバーは表11－１のように実に多彩である。[※22]

ガイドライン作成に患者・市民が参加するときには、参加者に注意してもらわなければならない点もある。患者さんの場合は、ある治療を受けてうまくいった経験があると、その治療を過度に推奨してしまうかもしれない。また、特定の治療法を推奨するような市民運動をしている人を入れると、意見が偏るかもしれない。特定の企業などから資金援助を受けて活動をしている人（医師ばかりとは限らない）の場合は、後述のような利益相反の問題が生じる。実際には、適切な参加者の選択はなかなかむずかしい。

診療ガイドライン作成者の利益相反

診療ガイドラインの作成者たちは、多くは大学教員や大きな病院の医師である。この人たちが特定の企業や団体とまったく独立した立場にあればよいのであろうが、実際は専門家であればあるほどその道にくわしいので、製薬会社や医療機器会社等と何らかの利害関係をもつことになる。

製薬企業が臨床試験を病院で行えば、それを担当する医師への謝礼が支払われる。製薬企業の主催する講演会で医師が学術的な発表をすれば、講演料をもらうこともある。これは一種の利害関係である。人間、誰しもお世話になったところには弱い。意識するかしないかは別として、お世話になった人や組織に対して好意的になってしまいがちである。

一方、専門家である医師は患者さんの治療のために研究をし、その成果を学会などで発表し、医学の発展に貢献する義務がある。そのための研究費を開発中の企業からもらうこともあるかもしれない。企業としても、実績のない怪しい研究者に研究を依頼するはずもない。もちろん研究者は個人的な利益などによって、学術研究をねじ曲げたりすることは許されない。

ところが、ここでややこしい事態が生じることがある。たとえば、研究者A氏が、Bという会社が開発したある薬物を長年研究していた場合を考えよう。このときA氏はB社から研究資金をもらっている。A氏はある学会で、「この薬物はある難病に対する有望な治療薬になるだろう」と大々的に発表した。これはA氏の医師としての真摯な取り組みからきているのかもしれないが、B社から資金を得ているA氏の言うことは信用ならないと考える人もいるかもしれない。A氏は

※22　作成者のリストをみていると、うがった意見かもしれないが、NICEで認知行動療法が高く推奨されているのも、作成者に認知行動療法を専門とする医師や心理士が比較的多数含まれているためかもしれないと感じることがある。NICE以外のガイドラインでは、ほとんど作成者は精神科医ばかりなので、NICEほどは認知行動療法を万能視していない。

B社から研究資金を得ている以上、B社に対しても研究成果を正確に報告する義務がある。一方で、医師として患者さんに対して偏りのない正しい情報を伝達する義務もある。この両者が衝突してしまっているのである。これを専門用語で、二つの利益（利益のために最善を尽くすという義務）がぶつかり合う事態ということで、「利益相反（conflict of interest）」と呼ぶことにしている。

考えてみれば、こうしたことは医学の分野だけでなくどこの世界でもみられるはずである。少し前に問題になった、教科書会社が検定中の教科書を教員に見せて謝礼を渡していた事件にも同じことが言える。検定中の教科書に対して意見を言うのは教育の専門家として間違ってはいないかもしれないが、教科書採択にかかわっているのも同じ教員なので問題となるのである。

利益相反は程度の差はあってもどこでも生じてくる。利益相反はあってはならないということでもない。当然、利益相反がある研究はウソだというわけではない。それでは、どうすればよいのであろうか。第三者から「不正だ」と言われないためには、きちんと自分自身に利益相反があることを開示するというのが一つの方法である。講演や論文では、堂々と利益相反を開示したうえで、聴衆や読者に内容に偏りがないか判断してもらえばよいのである。最近は学術雑誌や学会での研究報告では、この利益相反をきちんと開示することが求められるようになった。

話を先ほどの診療ガイドラインの作成者に戻す。日本に限らずガイドラインの作成者には医師が多い。したがって、ガイドラインではこれらの医師の利益相反が書かれているのであるが、残念ながらどれくらいきちんと記載しているかには濃淡がある。

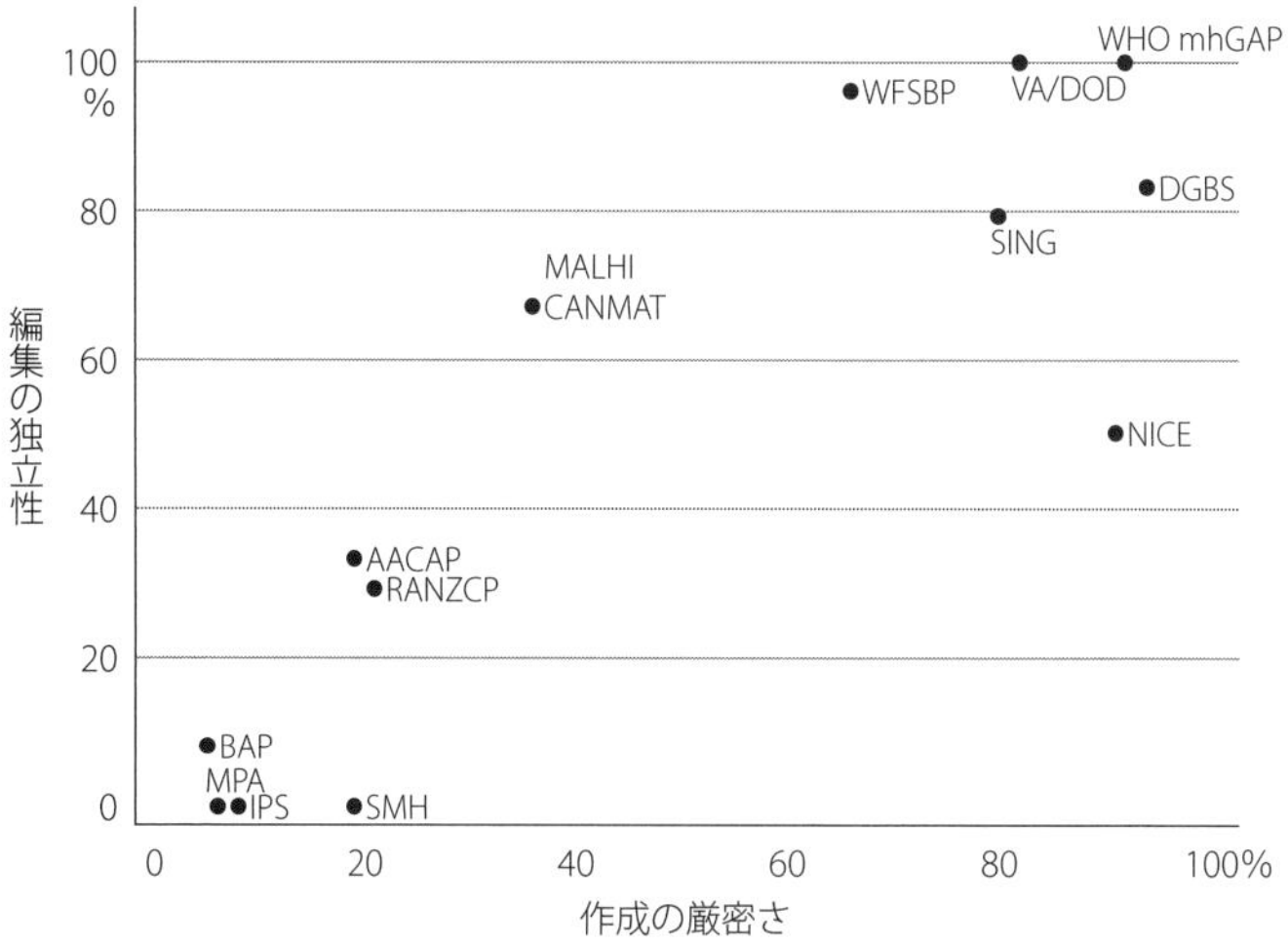

図11-1　編集の独立性と作成の厳密さの相関関係

前章で紹介したガイドラインの出来を評価するAGREEでは「編集の独立性」を評価する項目があり、ガイドラインの編集が資金源から独立しているか、作成者の利益相反が記載されているかなどが採点される。同じように、「作成の厳密さ」を評価する項目もある。どれくらいきちんと作られているかの指標といってよいであろう。この二つの項目を、さまざまな国や機関から出版されている双極性障害の薬物療法のガイドラインに適用してみた研究がある[2]。ちょっと意地悪な研究であるが、図11－1に示したように編集の独立性と作成の厳密さには相関関係があり、編集の独立性が低いほど、作成の厳密さも低いという結果であった。逆にいえば、利益相反をきちんと記載しているガイドラインほど厳密に作成されていることを示唆している。

診療ガイドラインと訴訟

診療ガイドラインがどれほどしっかり作成されていたとしても、実際の臨床場面では適用できないことも多い。ガイドラインで想定されている患者さんは、高齢者や若年者でない成人で、合併症もなく、（女性であれば）妊娠していないなど、いわゆる純粋で典型的なケースである。実際はこのように典型的な患者さんは少ない。

目の前の患者さんが「典型的」でないからといって、「ガイドラインに書いてないので、何もできません」というわけにはいかない。そこでは、医師は専門家としての判断で進めていかなければならない。したがって、ガイドラインに書いてあるとおりに治療を行うのが正しく、書いていないことは行ってはならないというわけではない。これを誤解して、ガイドラインから外れた治療をすると医療訴訟に巻き込まれるのではないかと危惧する医師もいる。とはいっても、その場合には、その理由をよく患者さんに説明していく必要があるであろう。

一方で、政府がガイドライン作成を指導し、そのガイドラインで医師の治療を縛ろうとするのは、医療の国家統制を狙うものだという陰謀論的な解釈をする人たちもいる。

診療ガイドラインの限界

診療ガイドラインはよいことばかりではない。その限界もある。

まず、ガイドラインを作成するときに、もとになる研究にわが国オリジナルのものが少なく、海外の研究をそのままもってこなければならないことがある。日本のガイドラインは海外のガイドラインの焼き直し、と言われてしまう所以である。

診療ガイドラインはその国ごとに、国民の医療に対する考え方や健康保険制度の違いなどから、公然とあるいは暗黙のうちに影響を受けている。たとえば、わが国では紹介状がなくてもどの医療機関でも保険診療をしてもらえる（フリーアクセスといわれる）が、このようなシステムの国は世界的には少ない。多くの国では、まずすべての病気を扱う地域のかかりつけ医（プライマリケア医や家庭医と呼ばれることが多い）を受診し、必要があれば病院を含む専門機関を紹介されるというシステムである。このこともあり、英国ＮＩＣＥのガイドラインでは、使用者としてプライマリケア医も想定されている。わが国では精神科に限らずそれぞれの専門医が開業しているので、日本の精神科領域のガイドラインは精神科医向けに書かれている。だから海外にあるようなプライマリケア医対象のガイドラインをそのまま翻訳しても、わが国の精神科医にとっては物足りなく感じられてしまう。もっとも、きちんと診断し治療するプライマリケア医のほうが、自分勝手な治療をする専門医よりもましだという意見もあることは忘れてはならないであろう。

また、診療ガイドラインは急性期のエピソードを対象とするものが多いため、症状が落ち着いた後どうするかについての記述は少ない。治療が複雑でない患者さんを想定して作成されているので、第一段階の治療がうまくいかなかった場合、第二段階以降の治療については不明瞭な記載が多くなってしまう。エビデンスがしっかりしている研究をもとに作成されるので、全体として保守的な治療法が好まれてしまうなどという意見もある。

診療ガイドラインにおける費用対効果

NICEガイドラインを作成している英国は実用的な国らしく、その内容をみると費用対効果比の評価には厳しい。ふだんあまりこの点を意識しない日本の医師からみると、その記述のドライさに驚かされることがある。

NICEでは病気からよくなることの最終的な評価は質調整生存年（QALY※23）によって行われているので、がん治療のように非常に高価なくすりを使ってもさほど健康な期間が保証されない場合は、そのくすりによる治療の評価は低くなる。

ちなみに、NICEのうつ病診療ガイドラインでは、薬物療法の第一選択としてSSRIが推奨されているが、複数発売されているSSRIのうちでもジェネリックのあるものを使用することされている。これは、新旧あるＳＳＲＩを比較すると、ジェネリックのある古いＳＳＲＩに対して、費用対効果比ではジェネリックのない新しいＳＳＲＩが必ずしも優れないからという理由である。英国は国営医療（基本的に医療費は税金で賄われ、日本のように病院窓口での自己負担はない）なので、お財布には厳しい。

診療ガイドラインに従った治療がよいというエビデンスはあるか

最後に、ある意味で身も蓋もない問いについて考えてみよう。今までエビデンス、エビデンスと言ってきたのであるが、「診療ガイドラインに沿った治療をすれば、そうでない治療よりもよい結果が得られるというエビデンスはあるのか？」という問いである。

実は、これに対するはっきりした答えは、現時点ではないと言ってよいであろう。残念ではあるが、診療ガイドラインといってもそれほど治療法が厳格に決められているわけではなく、かな

※23　ＱＡＬＹとはquality-adjusted life yearの略で、医療行為の費用対効果を評価するときに使われる指標である。ＮＩＣＥによる推奨の目安は、健康な余命1年（1ＱＡＬＹ）を延ばすために必要な追加費用が最大３万ポンド（約420万円）とのことである。

り自由なところがある。したがって、「ガイドラインによる治療」としてひとまとめにして、そうでない治療法と比較することは困難なのである。

しかし、診療ガイドラインの一部と言ってもよいかもしれないが、診察から治療までの手順をある程度厳格に決めてしまうというやり方もある。決められた手順に従うという意味で、治療アルゴリズムと呼ばれている。診療ガイドラインのなかで、このようなアルゴリズムが紹介されているものもある。たとえば、患者さんが来院してある診断がついた場合には、決められた薬物を決められた方法で投与し、経時的に治療効果を評価していくというものである。このアルゴリズムによる治療法と、通常の（いつもの日常的な）治療法とを比べた研究は少なからずある。予想されることかもしれないが、アルゴリズム治療のほうがだいたい成績はよい。しかし、最近はこのようなアルゴリズム治療は好まれない。あまりに堅苦しく形式的ということなのであろう。

診療ガイドラインはどれくらいの影響力をもっているか

ここまでずっと診療ガイドラインについてお話ししてきた。しかし、それでは実際に診療にあたる精神科医のあいだで、ガイドラインはどれくらい普及しているのであろうか。

うつ病のガイドラインが発表されて5年、統合失調症のほうは1年しか経っていない現在、はっきりとした調査はないので筆者の印象でしかないが、「まあそんなものが発表されていることは聞いたことがあるけれど、読んだことはない。どうせ偉い先生たちが上から目線で書いているのだろう」と思われているふしがある。海外でも、すべての医師が熟読してガイドラインを遵守しているとは思われない。しかし、たとえば英国の医師はおおまかにはガイドラインを把握しており、「プロとして知っていて当たり前、知らないと恥ずかしい」とされているという。[3]

こんなことを書いていたら、精神科関連の学会からＥＧＵＩＤＥプロジェクト[4]という診療ガイドラインを普及させるチームが発足したという連絡があった。日本で統合失調症やうつ病のガイドラインを作成した医師たちが集まり、これらのガイドライン普及のために若い精神科医たちを教育するのだそうである。この活動にともなって実際に数年後に診療の質が向上したかも調べる予定であるという。そうなれば、診療ガイドラインに沿った治療をすると実際によい結果（何をもって「よい」と定義するかは、なかなかむずかしいが）が得られるかどうかが実証されるかもしれない。今後の活動を期待して待ちたいと思う。

12 薬物療法のリアルな理屈 その1
——どのように開始するか

医師はどのように薬物療法を開始するか

薬物療法を開始するときには、処方をする医師の側にそれなりの理論（理屈と言うべきか）がある。しかし、その処方されたくすりをのむ患者さんのほうにも何か言いたいことがある。それでは両者がまったくの本音トークをすればよい治療ができるかというと、そう簡単にはいかない。薬物の作用（薬理作用）や薬物の処方の仕方については、患者さんよりも医師のほうがたくさんの知識がある。同じ知識の量であれば、本音で話し合うこともできるであろうが、この差は残念ながら無視できないくらい大きい。

一方で、医師の側は治療を受ける患者さんの気持ちにはなりづらい。これはこの文章を書いている筆者もときどき感じることである。くすりをかたくなに拒否し、苦痛に耐えて病と闘うのが正しいと考えている人もいる。ごくまれにしか生じない副作用を気にして及び腰になる人もいれば、少しでも効果がみられなければすぐにくすりを変えてほしいという人もいる。

もっとも、医師のほうも目の前の患者さんに自分の処方するくすりが効かないときには、ぴったり効くくすりを求めて処方が迷走することもある。いつも自信満々でくすりを処方しているというわけでもなく、それなりに考え悩みながら処方しているのである。

ではどんなことを考えているか、についてこれからお話ししていこう。読まれていく途中、「くすりを処方するときの理論についてはわからないことだらけではないか」と思われるようなこともあるかもしれない。しかし、人の病気の仕組みはすべて解明されているわけではなく、さらにはその治療についてもわからないことのほうがむしろ多い。そのなかでも、わかっている理論や事実から推測し、目の前の患者さんにたぶんもっとも適切であろうと考える薬物療法を医師は開始するのである。

これから典型的な患者さんを想定して、その人にどのように薬物療法を開始していくかについて説明する。「典型的」というのは、高齢でもなく若年でもなく、身体の病気をもたず、妊娠もしておらず、症状も軽すぎず重すぎずといった患者さんたちを指している。治療前に診断がしっかりとついていることも前提としておく。診断に迷うようなむずかしい患者さんではないということである。できれば再発ではなく、初発の患者さんであればさらによい。

「そんな人は逆に珍しいから、典型的ではないのでは」と冷やかされそうである。実はこのような患者さんこそが、くすりの効果を調べる臨床試験で参加者として選ばれるのである。診療ガイドラインなどでも暗黙に想定されているのはこのような患者さんたちである。

また本書では、主として精神科クリニックや総合病院の精神科を受診するような患者さんについてお話をしてきた。精神科治療のもっともハードな臨床場面は、急性の精神病状態になった統合失調症や躁病、薬物依存症などの患者さんへの救急対応である。このような場面での薬物療法に関しては、より専門的になるのであまり言及していない。したがって、これからお話しすることは、精神科救急に携わっている精神科医の人たちには、何だかのんびりとした浮世離れした話のように響いてしまうかもしれない。一般の人たちを対象とした文章ということで、ご容赦いただきたい。

治療計画を立てる前に

きちんと診断されているという前提なので、今後の治療計画を立てていくことになるが、実際は治療の前に、診断の見立てやその病気の説明などを患者さんにしておかなければならない。このときには、患者さんの病気の理解のレベルに合わせながら、病名を伝えることもあるし、暫定的に状態像の説明で病名に代えることもある。

最近、精神科外来を受診する患者さんには精神的な健康度が比較的高い（はっきり言うと軽症の）人が多いので、論客の井原裕が提唱するように、「生活習慣病」として病気をみるほうがよい場合も少なくない[1]。そのときには、さらに日常生活の様子をくわしく聞くことになる。1日の睡眠覚醒リズム、勤務先の仕事内容や職場環境、家庭での時間の過ごし方や家族関係などを聞くと、初診でかなり時間がかかってしまう。しかし、これをしなければ今後の治療計画は立てられない。

精神療法がよいか薬物療法がよいか、その両方か

治療法としては、まず精神療法がよいか薬物療法がよいか、あるいはその両方が必要かということを考える。精神療法といっても、いきなり行動療法とか精神分析といった特殊なものではなく、まずは支持的精神療法ということになる。ただし支持的精神療法というのは、はっきりとした定義がない。あえて言えば、とりあえず目の前の問題を明確化して、それを解決してもらうために患者さんを医師が支える方法、とでもなるのであろうか。

具体的には、患者さんの困難や苦悩に共感しながら、常識的な解決法を提案したり、ときに励ましたりすることである。深い心理的分析などはしないが（そもそも筆者は精神分析については素

人なのでそこまでできない）、まあ精神科医なので、患者さんの防衛機制や転移・逆転移の関係くらいは意識しながらやっていく。

すぐに薬物療法を開始すべきか

統合失調症のような急性期の精神病ではなく、うつ病や不安症と診断できるような患者さんに対しては、軽症の場合はいきなり薬物療法を開始しないのが筆者の方針である。先に述べたように、患者さんの直面している問題がはっきりしていれば、まずそれの解決法を探ってもらうことにしている。解決するのは患者さんなので、そのときには多少とも励ますこともある。巷では「うつ病の人を励ましてはいけない」ということらしいが、無責任に励ますのではなく、解決のための方策を一緒に考えながら、患者さんを力づけることも必要であろう。場合によっては、家族や同僚、ときには福祉機関の協力が必要なこともある。

1週間から10日くらい後に再受診してもらい、この間にどうなったかを報告してもらう。この時点で、直面している問題の解決がすぐにはむずかしく、症状も悪化する傾向にあれば、患者さんの苦痛を軽くするために薬物療法を開始する。症状が多少とも軽くなれば、解決能力も高まるかもしれない。

しかし、初診の時点で症状が中等症以上である場合には、やはり薬物療法を開始するのが原則である。うつ病や不安症の症状が重いと、頭も回らないし、症状のために偏った思考になりがちだからである。最重症のときには、薬物療法をただちに開始するのはもちろん、自殺念慮などがあれば入院の必要性についても検討しなければならない。

薬物療法を始めるときのくすりの選択

診断さえ決まれば、ほぼどのような種類のくすりを使うべきかが決まる。これは精神科に限らない。医学における治療の基本は診断に応じた治療なので、診断名に応じた薬物が使われることになる。多くの薬物のなかから、「適応症」が合うくすりが選ばれる。たとえば、ある抗うつ薬について添付文書をみると、適応症は「うつ病・うつ状態」とある。したがって、うつ病ならばこのくすりを使うことは、「適応上」正しい。患者さんの属している健康保険組合に診療報酬を請求すれば、きちんと支払ってもらえる。

さて、ここからは具体的な手順となる。同じ病気に対して適応症をもつくすりはたくさんあるのである。どれを選べばよいのであろうか。きちんと数えたことはないが、たとえばうつ病に対する適応症をもつくすりは、現在はほとんど使用されないようなものを入れると、20種類くらいあるであろう。そのうちのどれを選ぶか。

「効き目が一番よいくすりを選べばよい」というのは素朴な正論である。一番効き目がよいくすりが決まっていれば、たぶんすべての精神科医はそれを使うであろう。しかし、実際は個々の薬物は多少特徴の違いをもちつつも、全体としてみると効果に大きな違いはないのである。これは、抗うつ薬でも抗精神病薬でも、あるいは抗不安薬や睡眠薬でも同じである。とはいえ、「わずかな違いであっても、そこをうまく使い分けるのが名医ではないか」と言われるかもしれない。しかし、根拠や原理原則のない「名医の名人芸」ほど恐ろしいものはない。

必ずしも新しいくすりのほうがよいとも言えない。昔のくすりのほうが最近発売されたくすりよりもやっかいな副作用は多いが、効果は多少高いのではという意見もあるくらいである。(2) くすりの値段も新しいくすりはたいてい高価なので、患者さんによっては経済的な負担も考えなければならない。とはいえ、現実の臨床場面では、特別な場合を除いて、あえて古いくすりを選択せず、比較的新しい抗うつ薬や抗精神病薬[※24]などが使われることが多い。しかし、それらのくすりにしても数種類以上ある。

患者さんに合ったくすりを理論的に選択することはむずかしい。「どのくすりも効果はほぼ同等」というのはあくまで統計的にいわれていることなので、個人には当てはまらないかもしれない。しかし、目の前の患者さんにどのくすりが最適かは事前にはわからない。事前に適切なくす

※24 抗うつ薬であれば1999年以降に発売されたSSRIやSNRIなどと呼ばれるもの、抗精神病薬であれば1996年以降発売の非定型抗精神病薬とか第二世代抗精神病薬と呼ばれるもの。

りを選ぶ方法については、今までたくさんの研究がなされてきた。一人ひとりの患者さんの症状の特徴[※25]に応じた使い方が一番よいように思えるが、残念ながらそれを支えるエビデンスはなかなか得られていない。だからといって、どれでも同じなので適当に選んで処方すればよいとしてしまうのは、プロフェッショナルとしては情けない。

実際の薬物の選択

ではそこでどのようにくすりを選ぶかというと、やはり一番使い慣れたくすりということになる。どれでも同じならば、自分がよく知っているくすりを選ぶというのが無難である。

よく知っているというのは、効果の現れ方や副作用の種類や頻度などについてである。くすりによっては、こういう人には処方してはならない（使用禁忌）、あるいは処方するとしても十分に注意しなければならない（使用注意）というものがある。すでに処方されているくすりと相互作用するので、注意が必要なものもある。副作用については、どのような症状として現れやすいか、どの時期に現れるか、どれくらいの頻度かなどである。添付文書には漠然とした説明しかない。したがって、実際にある程度使ってみないと、患者さんにもぴったりとした説明がしにくい。

さらに副作用が出現したときの対処法も、経験が多いほうが立てやすい。

よくあるくすりの副作用

たとえば、抗うつ薬のSSRIという種類のくすりでは、吐き気や下痢などの副作用が出やすい。しかし、患者さんに対して「吐き気が出ることがあります」というだけの説明では十分に納得してもらうことはできない。パロキセチンの添付文書をみると、副作用の頻度として18・8％とある（ほかのSSRIでも同じ程度）。では患者さんに「5人に1人の割合で吐き気が出ます」と言ってよいか。実際は吐き気の程度もさまざまである。朝起きたときにちょっと胃がむかむかする程度のこともあれば、気持ち悪くなって嘔吐してしまうこともある。どの程度の期間続くのかについても書かれていない。このように細かなことまでは添付文書を読んでもわからない。[※26]

実際に嘔吐してしまうほどひどい吐き気を示す人は多くはなく、なかにはまったく気持ち悪くならなかったという患者さんもいる。また、吐き気をどれくらいつらく感じるかにも個人差があ

※25　うつ病であれば「憂うつな気分が優勢なタイプ」あるいは「意欲低下が著しいタイプ」、統合失調症であれば「幻覚や妄想などの陽性症状が目立つタイプ」あるいは「ひきこもりなどの陰性症状が目立つタイプ」などのように特徴づけることができる。ただしあくまで理念的なもので、実際にはそう簡単には分けられない。

※26　添付文書よりもくわしいインタビューフォームという文書が作成されている場合もある。かなりの頁数があり、細部は専門家でないと理解しづらいが、臨床家であってもそのくすりを最初に使う際には読んでおくべきものである。

る。筆者は女性の患者さんから、「先生は男だからわからないでしょうけど、つわりのときのような気持ちの悪さでした」と恨まれたことがある。しかし、吐き気などの副作用は長くても数日で消失する（体が慣れる？）のがふつうである。そこで、吐き気は絶対にイヤという患者さんには、あらかじめ制吐剤を併用する選択肢もある。

新しい抗うつ薬のうちのミルタザピンというくすりは抗ヒスタミン作用があるので、風邪薬のように眠気が強い。眠気が少しでもあると仕事上困る人もいるし、多少眠くなってぼんやりしていてもよいという人もいる。眠気の不快さについても個人差がある。

たくさんあるくすりを使い分ける？

すべてのくすりについて、確固たる理論をもって自信満々に使い分けているような医師はあまりいないと思われる。もしいるとすればその理論は個人の独特なものである。一般化はできない。

ちなみに筆者も、抗うつ薬、抗精神病薬、抗不安薬、睡眠薬などについて、何種類くらい選んで使っているかを考えてみたが、それぞれ多くて3～4種類、少なくて2種類くらいしか使っていない。もちろん、紹介された患者さんの場合は前医の処方を原則そのまま継続するので、実際に処方しているくすりはもう少し多いかもしれない。

以上が、精神科医が処方するくすりを選択するときの理屈（理論とはとても言えない）である。

もう少し公式の選び方を述べるとすると、表12－1のようなことに注意すべきといわれている。

抗精神病薬の効果を比較した研究——CATIE研究

複数のくすりを患者さんにランダムに投与してその効果を調べるような研究をすれば、そのなかでの優劣がわかるはずである。実際に今までもそのような研究は小規模には行われてきていた。しかし、比較するくすりの数が多くなると、参加する患者さんの数も増やさなければならない。一つの病院でできるはずもなく、多くの医師や研究者がかかわらなければならなくなり、研究計画も緻密に立てなければならなくなる。

ここで統合失調症に対する抗精神病薬の選択についての大規模な研究として、米国で行われたClinical Antipsychotic Trials of Intervention Effectiveness研究（「介入有用性の臨床的抗精神病薬試験」と訳してみた。通称CATIEと呼んでいる）を紹介しよう。[3] これは、統合失調症の患者さんを対象として、その当時代表的であ

表12-1　薬物選択での留意点

- 過去に有効であったくすりがあるか
- 併存している身体疾患へ悪い影響を与えないか
- 血縁者に同じ病気があったとき、有効であったくすりがあるか
- 服用中の薬物と危険な相互作用が予想されるか
- 医師の使用経験
- 短期および長期に出現する副作用の特徴
- 患者さんが副作用にどれくらい耐えられるか
- 患者さんがどの程度きちんと服薬してくれるか
- 患者さんの好み
- 服薬しやすさ（１日の服薬回数、のみやすさなど）
- くすりの値段

った新旧の抗精神病薬を投与して、その効果や副作用を調べたものである。新しいくすりがはたして従来からあるくすりよりもよいのかどうかを調べようとしたのである。米国の国立精神保健研究所（ＮＩＭＨ）が支援し、米国でもなければ行えないような大規模な（つまり、莫大な研究費がかかった）研究である。10年以上前の研究であるが、今でもこの分野では重要なものとされている。

この研究の特徴は、そのくすりがどれくらい症状を軽くしたか（症状評価尺度の点数を減らしたか）というくすりの「有効性」よりも、実際にどれくらい臨床的に役に立つかという「有用性」を重視したことである。ここでは、くすりの有用性の指標として、「あらゆる理由による中断率」を採用している。くすりが効かずに中断したのかもしれないし、副作用がつらくてやめてしまったのかもしれない。理由はさまざまであろうが、ともかくくすりを服用しなくなってしまうということは治療するうえで重大な失敗である。したがって、この中断の割合を経時的に追ってみたのである。

対象となったのは１５００人あまりの慢性の統合失調症の患者さん（初発の患者さんや難治の人は除いている）で、それぞれオランザピン、クエチアピン、リスペリドン、ジプラシドン（以上が非定型とか第二世代と呼ばれる新しい抗精神病薬。ただしジプラシドンは日本では未発売）、ペルフエナジン（定型とか第一世代と呼ばれる昔からの抗精神病薬）の五つである。このくすりをランダムに選択して患者さんに18ヵ月間投与し、経時的に中断していく割合を調べてみた。二重盲検で行われたので、医師も患者さんもどのくすりが投与されたかはわからないことになっている。その結果が図12－1である。

結果をみて、まず多くの精神科医が嘆息したことは、その中断率の高さである。臨床試験ではかなりきっちりした診察が行われるが、それでも、1年半後には全体の7割前後の患者さんがくすりを中断してしまっているのである。

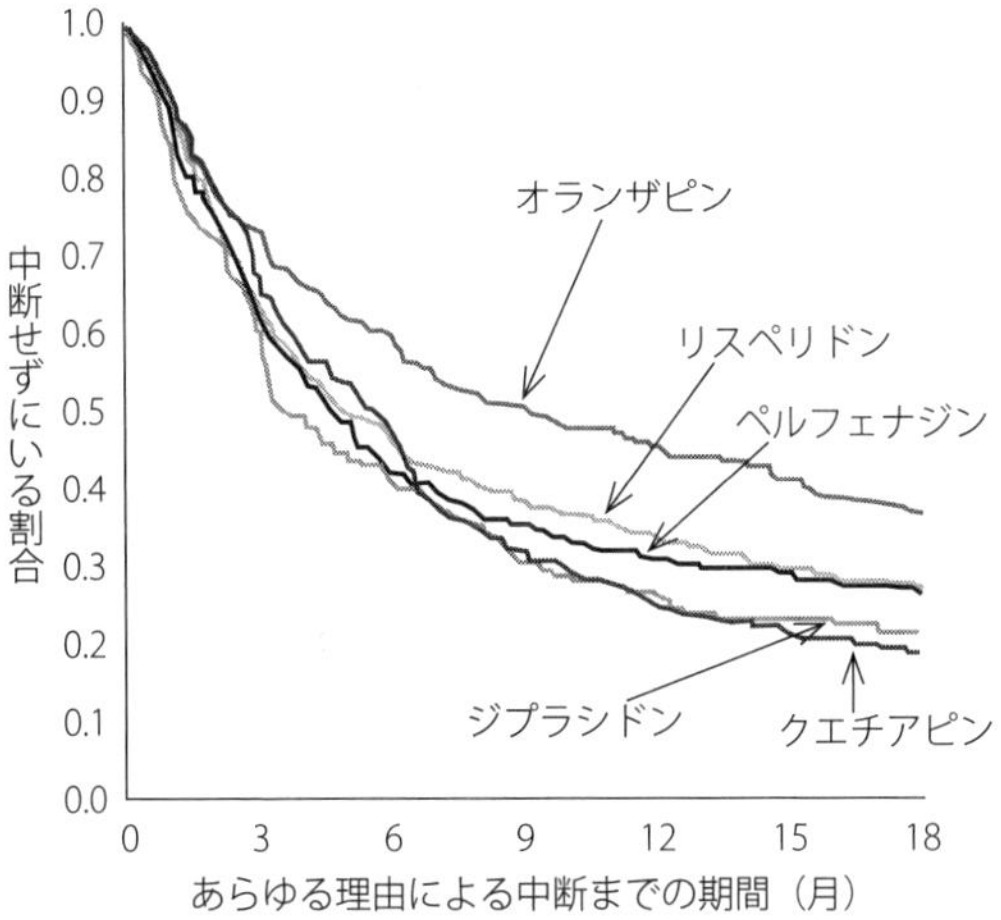

研究当時に使用されていた抗精神病薬が対象となっているので、ここ数年で新しく発売された抗精神病薬は入っていない。

図12-1　CATIE研究による抗精神病薬の有用性の比較

オランザピンは中断率からみると一番よいように思えるが、代謝系の副作用（血糖値やコレステロール値の上昇や体重増加など）はもっとも大きく、効果と副作用のバランスからみると必ずしも一番よいとは言えず、痛し痒しといった結果である（表12－2）。ペルフェナジンは昔からある古典的なくすり（日本では発売されて60年も経っている）でありながら、けっこう善戦している。

CATIEと同じような大規模な研究がヨーロッパでも行われた。EUFES

表12-2　CATIE 試験のまとめ

	オランザピン	クエチアピン	リスペリドン	ペルフェナジン	ジプラシドン
中断率	64%	82%	74%	75%	79%
体重の変化（ポンド／月）	＋2.0	＋0.5	＋0.4	－0.2	－0.3
血糖値の変化（mg/dl）	＋7.0	＋4.3	＋5.5	＋1.5	＋2.5
コレステロール値の変化（mg/dl）	＋9.4	＋6.6	－1.3	＋1.5	－8.2
血中プロラクチン値の変化	なし	なし	上昇	なし	なし

Tと名づけられたこの研究では、初発の統合失調症の患者さんが対象となり、オランザピン、クエチアピン、ジプラシドンといった新しい抗精神病薬に、アミスルプリドやハロペリドールといった古くからある抗精神病薬を加え、5種類の抗精神病薬が比較された（ジプラシドン、アミスルプリドはわが国では未発売）。２００８年に報告された論文[4]からは、中断率ではオランザピンがよいが、やはり代謝系の副作用が多いという、ＣＡＴＩＥとほぼ同様の結果が得られた（図12－2）。

抗精神病薬の効果をメタアナリシスで比較する

抗精神病薬が発売されるためには、その前にプラセボと比較したランダム化比較対照試験（ＲＣＴ）でその有効性が検証されなければならないことは先にお話しした。このような研究はたくさんあるが、複数の抗精神病薬どうしを比較した試験は、上記のＣＡＴＩＥ試験などを除くとわずかしかない。そこで、統計的にネットワーク・メタアナリシスという方法が開発された。これは、プラセボを基準点とすれば、多くのRCTをまとめて分析することができるであろうという方法である。この方法を用いれば、非常に数多くのRCTを統合できることになる。筆者は統計にはくわしくないが、世の中には賢い人がいるものだと感じ入った次第である。

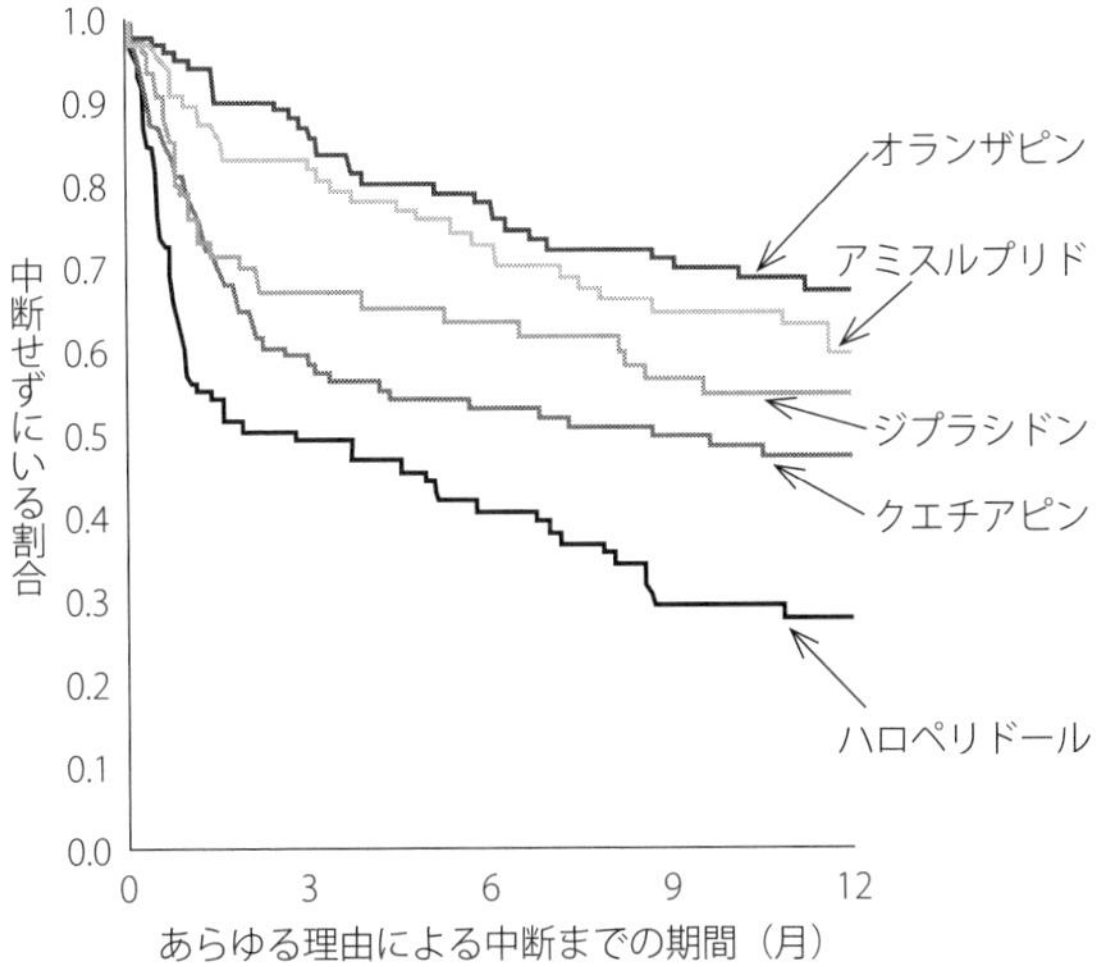

図12-2　EUFEST研究による抗精神病薬の有用性の比較

抗精神病薬についてのメタアナリシスはロイヒトらが報告している[5]。図12－3はそれぞれの抗精神病薬がプラセボよりどれくらい効果的かを示したものである（SMDという測定値で示されている）。図の上に行くほど効果が高いくすりと言ってよいかもしれない。クロザピンというくすりが1位で、2位を大きく離している。2位はCATIEやEUFESTで注目されたオランザピンである。

これをみて「やっぱり一番効くくすりがあるではないか」と言われるかもしれない。しかし、実際はこの数字の違いは臨床的にはさほど大きなものではない。数字として表れる

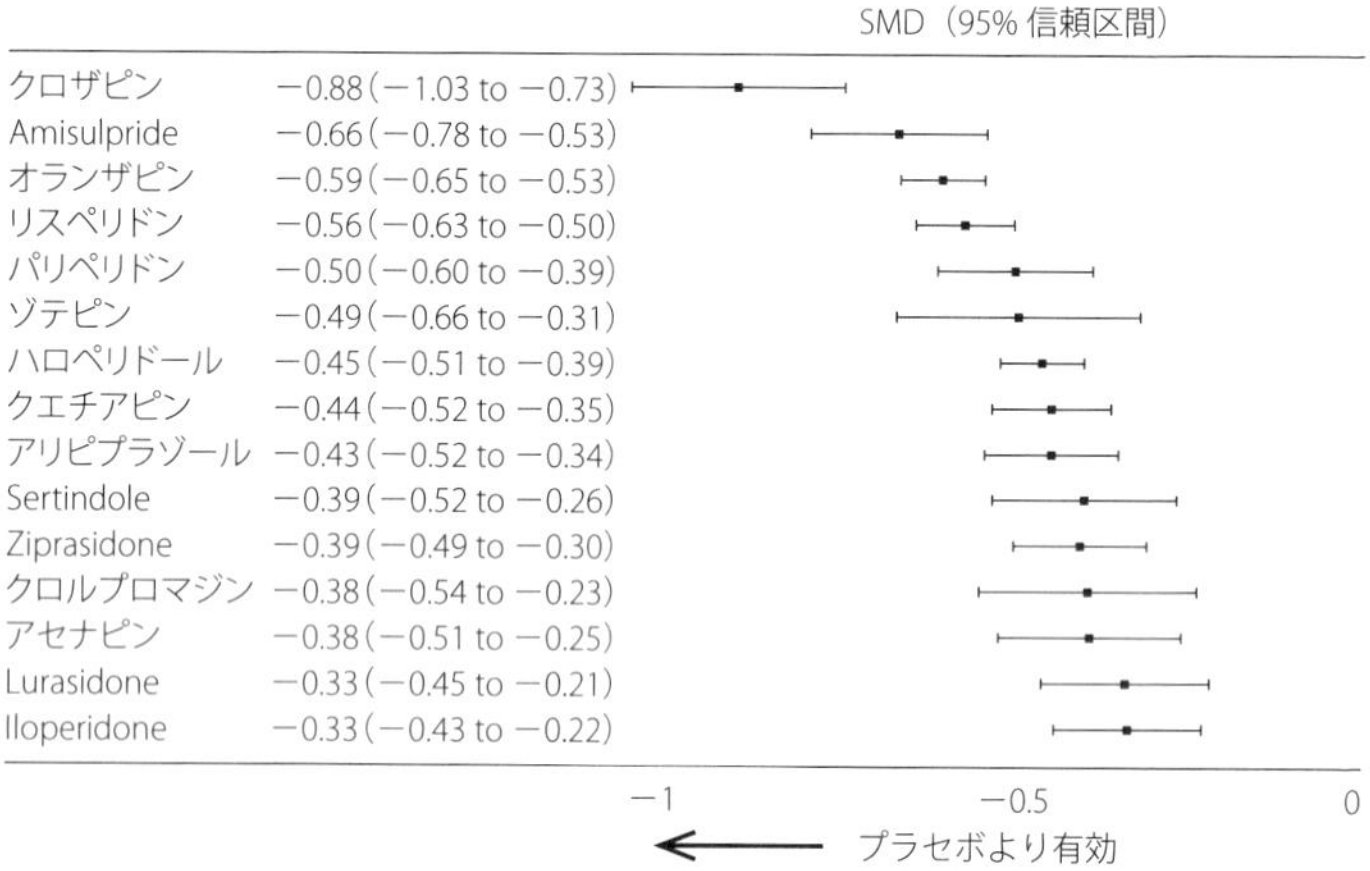

SMDは標準化平均値差（Standardized Mean Difference）の略で、プラセボと比較したときの有効性の大きさを示す。アルファベットで示した薬剤は日本で未発売のもの。ちなみに、新しい抗精神病薬は図の下に行きがちである。最近の臨床試験ではプラセボとの差が出にくくなっており、新しい薬剤は過去に試験が行われたものに比べ不利なためといわれている。

図12-3　抗精神病薬のプラセボに対する有効性の比較

ので、並べれば順番はつくが、それよりも、プラセボよりも統計的に有効であるということが大切なのである。

この論文では、この図が示された後、さまざまな副作用について比較した図が続いて掲載されている。その結果は省略するが、CATIE研究のときとほぼ同じような結果が得られている。ちなみに、効果が一番よいといわれたクロザピンには、顆粒球減少症というたいへん危険な副作用がまれにみられるために、わが国では難治の統合失調症患者さんだけが対象で、しかも登録された施設（大学病院や多機能な精神科病院）でなければ使用できないことになっている。効果と副作用のバランスはやはり簡単ではない。

抗うつ薬の効果をメタアナリシスで比較する

抗精神病薬で行ったのと同じように、抗うつ薬についてたくさんの臨床試験をメタアナリシスという統計方法で統合した研究もいくつか発表されている。ネットワーク・メタアナリシスによって身も蓋もなく抗うつ薬をランキングした報告(6)もあり、ランキングで上位となったくすりを販売する会社がその結果を自慢するかのようにパンフレットを作成し、精神科医のあいだで一時大きな話題になったことがある。

ここでは最新の米国内科学会によるガイドライン(7)を参照してみよう。そこでは、抗うつ薬のあいだでも、有用性には実質的な違いはないという結論になっている。しかし、個々の抗うつ薬ごとに作用時間、副作用、健康に関連したQOLなどにはある程度の違いがあるとしている。したがって有用性の違いをもとに特定の抗うつ薬を推奨することはできず、作用までの時間[※27]や副作用を考慮して、使用する抗うつ薬を選択すべきとしている。このような推奨は、わが国をはじめいくつかの国や機関で作成されている診療ガイドラインでもほぼ同じように記載されている。現時

※27 ミルタザピンという抗うつ薬はわずかにほかの抗うつ薬よりも効果が早く現れる可能性がある。ただし、4〜6週で追いつかれ、以降は同じである。

点での国際的にほぼ共通した意見と言ってよいであろう。

＊

CATIEのような大規模な研究や最近発表されたメタアナリシスの結果から、今では「くすりは新しければそれだけ効果が高いはず」という信仰はなくなってきたように思われる。副作用にはくすりごとにはっきりとした特徴があるが、効果の違いはわずかである。したがって、あるとしてもわずかな効果の違いよりも、副作用の特徴を配慮してくすりを選択するというのがもっとも良識的（本当は医学的に合理的と言いたいところであるが）と考えられている。

もちろん、症状に特徴があったり、身体疾患を併存したりする患者さんなどでは、個別に最適なくすりを探すことになる。このような作業は専門的になるのでここでは言及しない。はじめに述べたように、ここでの話はあくまでも平均的な患者さんを想定したものである。

次章では、最初のくすりの投与後どのようにくすりを継続するか、あるいは変更するかなどについてお話しする。

13 薬物療法のリアルな理屈 その2

——最初のくすりを出した後

前章では精神科医がどのように薬物療法を開始していくかということについてお話しした。筆者が述べた薬物開始の時期や薬物の選択方法はごく標準的なものである。しかし、それでも患者さんごとに細かく決めていかなければならないことは多い。その決め方にはルールがある場合もあるが、試行錯誤にならざるをえないものもある。そこでは、多少の個人的な経験も役に立つことがあるかもしれない。

しかし医学的な根拠のない経験主義は危険である。くすりの使い方はなかなか単純にはいかない。この章では、薬物療法を開始してからのことについて述べていく。

有効用量まで上げていく

最初のくすりを選択し、適切な初期用量を設定し、徐々に有効用量まで増量していくのが一般的なくすりの使い方である。これらの初期用量や有効用量、さらに増量のタイミングなどは、添付文書にある程度の幅をもって書かれている。一例をあげると、「1ないし2錠から開始し、1ないし2週間ごとに4錠まで増量する」などとある。これを基準に、患者さんの年齢や身体機能に合わせて用量や増量までの期間を細かく調節していく。用量や増量期間はあくまで平均的なもので、機械的に決められているのではない。

いきなり高用量から始めないのは、もちろん副作用を警戒してのことである。しかし、この添付文書どおりの投与法では効果発現まで待ちきれないというときもあるし、まれには有効用量まで増量する前に十分な効果が得られてしまうこともある。前者の場合は、急速な増量には副作用が増大する危険性のあることを患者さんに説明し、了解してもらう必要がある。このときは投与する側もかなり慎重になる。

一方で、有効用量以前によくなってしまう場合は、それが見かけの一時的な回復でないかどうか冷静に評価する必要がある。その評価次第で、そのまま低めの用量にとどめるべきか、あるいはやはり有効用量まで上げていくべきかを決める。前に紹介したが、治療に対して期待が高い患

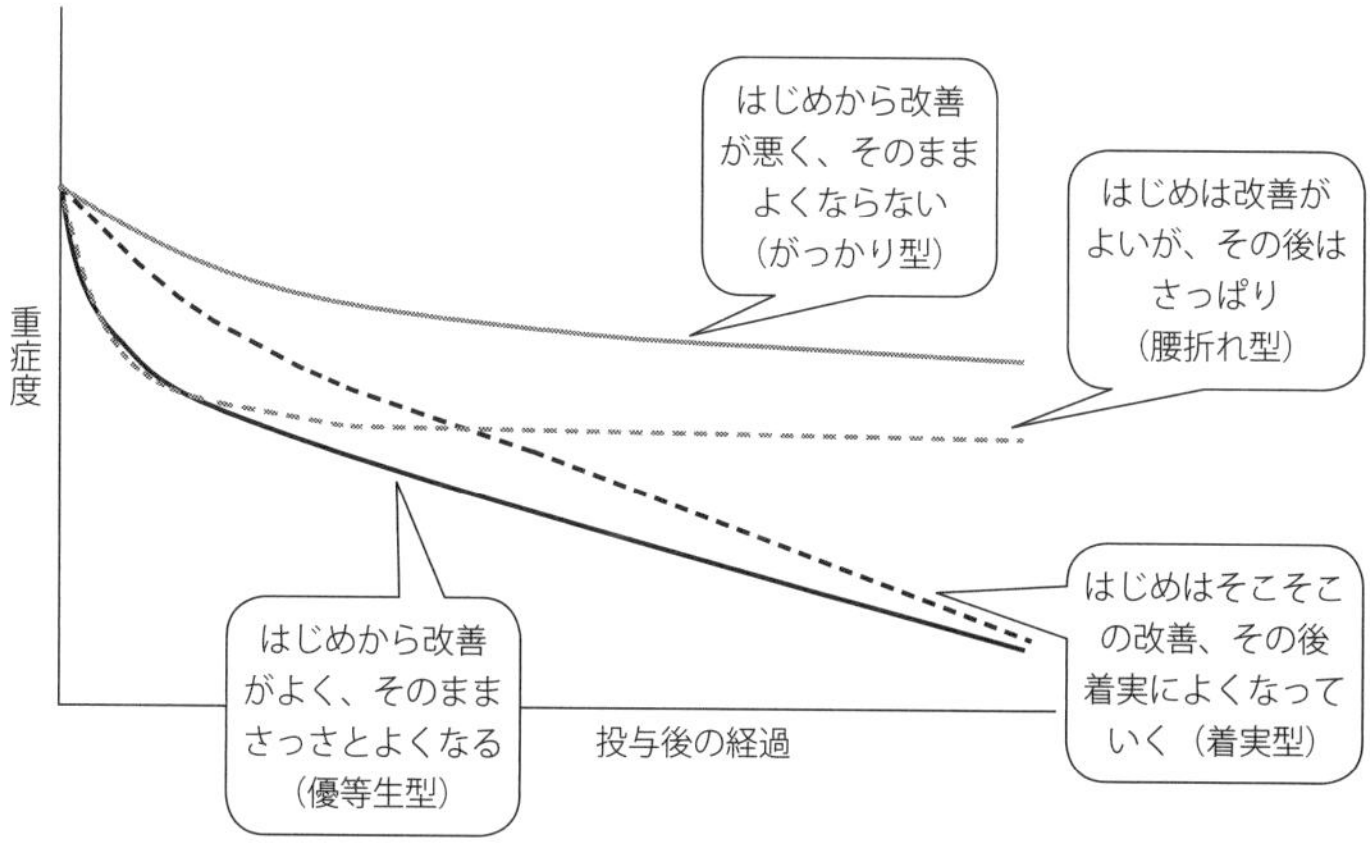

図13-1　薬の投与後の経過さまざま

者さんほどプラセボ効果が出やすい。そのため、このような患者さんでは治療を開始したばかりにもかかわらず、めざましい効果が出たかのように患者さんにも医師にもみえてしまうことがある。患者さんにとっては喜ばしいことではあるが、医師のほうは浮ついてばかりはいられない。

効果が出てくるまでの経過はさまざま

すんなりいけば、初期用量から有効用量までもっていくあいだに効果が徐々に出てくるはずである。しかしその経過は直線的に出現するとは限らない。図13－1に示したように、じわじわと症状が軽快し、効果が出てくるのが一般的であるが、なかには投与初期はあまりよくならず、4週近くになってから急激によくなる人もいるし、逆に初期にはよい効果がみられても腰折れのようにそれ以上の効果がみられなくなる人もいる。

どのような経過でよくなっていくのか（あるいはよくなっていかないのか）は、当たり前であるが、投与前に予測することはできない。以前に同じ病気のエピソードがあった場合は、そのときの治療経過は参考になるものの、この情報が得られる患者さんは多くはないであろう。

最初のくすりが効かないときにはどうするか

有効用量に達しても十分な効果が出ない場合は、最初のくすりをあきらめてさっさとほかのくすりに切り替えたほうがよいのか、そのままじっと効果が出現するまで持久戦に持ち込んだほうがよいのか、あるいは大胆な増量に挑むべきなのか、処方する側の医師は大変悩む。効果がないと判断するまで実際にどれくらい待てばよいのだろうか。また変更するとしても、同じ適応症をもつ多くのくすりのなかからどれを選べばよいのであろうか。どの疾患であっても、薬物療法がすんなりいかない場合は同じことが言える。※28
この問題を解決しようと、現在までたくさんの研究が行われている。結論から言ってしまうと、こうすべきとわかっていることは少なく、わからないことのほうが多い。ただし、うつ病や統合失調症の薬物療法では、投与開始後2週間の時点で、まずどれくらい効果があったかを評価すべきという意見が多い。どうやら、2週間でほとんど効果がなかった場合は、その後の効果も期待できないようである。逆に、2週間でよい効果がみられた場合は、その後も順調な回復が望めるらしい。

しかし、その「ほとんど効果がない」とはどれくらいを言うのであろうか。治療者が主観的にそう感じたというのでは心許ない。英国の治療ガイドラインＮＩＣＥによると、うつ病では、評価尺度の総合得点が開始時の2割以下しか減少しないときに、ほとんど効果がないと判定すべきとある。(1) 統合失調症でもほぼ同様のことが言えるようである。しかし、この2割以下というポイントは、症状の評価尺度などを用いていかないと、印象だけでは判断はむずかしい。治療者の主観的判断では「2割の変化」を実感しづらいであろう。

ともあれ、2週間くらいでほとんど効果がない場合は、現在の治療をあきらめてほかの方法を探るほうがよいようである。ただし、それ以外の多くの場合（つまりまったく効かないわけではないが、めざましく効いてもいない場合）は、どうすべきかを一般論では決めにくい。治療する側がもっとも悩むのはこのような事態である。

※28　もっとも、患者さんがよくならなかったからといって、ただちにくすりが効いていないということになるわけではない。よくあるのは、治療に対する不信感があってくすりをのんでいなかったとか、周囲の悪条件が病気の回復の足を引っぱっているなどである。そもそも主治医の見立てが間違っていることもありうる。

症状評価に基づいた治療

わが国の臨床では、症状をデジタルに評価しながら治療するということはあまり行われていない。つまり、症状の評価尺度などを使って、患者さんに自分で症状の重さを点数で評価してもらったり、治療者が患者さんに質問して点数をつけたりすることなどである。患者さんにとっては何だか受診するたびにアンケートをとられるようで不本意かもしれないし、医師の側も毎回評価尺度を細かくとっていくことはかなり煩雑である。しかし、最近では診察のたびに患者さんに自記式の評価尺度で自分の症状を評価してもらい、このデータをもとに治療の方針を決めるという measurement-based medicine（「症状評価に基づいた治療」とでも訳せるであろうか）の有用性を示す論文が発表され始めている[2]。

筆者も最近ＱＩＤＳ－Ｊという患者さん自記式のうつ病評価尺度[3]を用いて、この真似ごとをしている。コツは評価尺度の点数の高い低いにこだわらず、経時的な変化率に注目することである。また、自記式の評価尺度は診察待ちのあいだに書いていただけるので、診察を効率的に進めることができるという利点もある。項目別に点数をつけていくので、症状の聞き落としがないというのも医師にとってはおおいに助かる。欠点としては、評価尺度の書き方に慣れていない患者さんには、書き方をていねいに説明しなければならないことであろうか。

はじめから複数のくすりを使うか

通常は同じ作用をもつくすりをはじめから複数投与することはしない。たとえば、複数の抗うつ薬や複数の抗不安薬は投与しない。ただし、抗うつ薬と抗不安薬や、抗精神病薬と睡眠薬など、違った作用をもつくすりを同時に処方することはありうる。

ただし、はじめから複数のくすりを漢方薬のように調合して処方する精神科医も一部には存在する。ある種の成功体験からくる特殊な理論があるのかもしれない。それを直接否定するエビデンスがあるわけではない。しかし、副作用は確実に増えるので、どのくすりに対しても効果を示さないなどの特殊な場合以外は行わないほうがよいとされている。

わが国の精神科薬物療法の特徴の一つとして、最初から複数の薬物を用いるこの併用療法があげられている。この問題については最後の章でお話ししたいと思う。

STAR*D研究

最初の抗うつ薬が効かなかったとき、次にどうすればよいかという問題を解決しようと、米国国立精神保健研究所（NIMH）は、前章で紹介したCATIEと同じように非常に大規模な臨床試験を行っている。７章でも述べたSequenced Treatment Alternatives to Relieve Depressionと呼ばれている研究である[4]（「うつ病緩和のための順序だてた治療選択肢」とでも訳せようか。一般にはＳＴＡＲ＊Ｄとしゃれた略号で呼ばれている）。２００６年から2年間、これに関連する論文がたくさん発表された。今でもこの臨床試験のインパクトは大きいので、ここであらましを紹介しておこう。

　試験に参加したのは４０００人にも上るうつ病の患者さんである。まずこのなかから試験に適合した３６７１名を対象に、当時米国でもっともよく使われていたシタロプラム（日本では未発売）という抗うつ薬の治療を開始した。14週目までにどれくらいよくなったかをみると、寛解したのは36・８％、反応（評価尺度の得点が半分以下になること）した患者さんは48・６％であった。半数の患者さんは最初の段階で十分な効果が得られなかったのである。まずこの結果に当の研究者たちも、抗うつ薬の効果の低さにがっかりしたということである。研究の対象としてリクルートされた患者さんには、何回かの再発歴がある人や身体の病気を併存している人が多く、治療するうえでは手強い人たちが集まったためかもしれないという見方もある。

　さて研究の本来の目的は、この「反応しなかった」患者さんに対し、次にどのような治療を行えばよいかである。実はこの研究は、順番に新しい治療を進めていくという計画になっている。そのため〝順序だてた〟という名前がついているのである。図13－２がその全体の設計である。

　それぞれの選択肢ごとの寛解率は括弧内の数字を参照していただきたい。レベル２以下の寛解

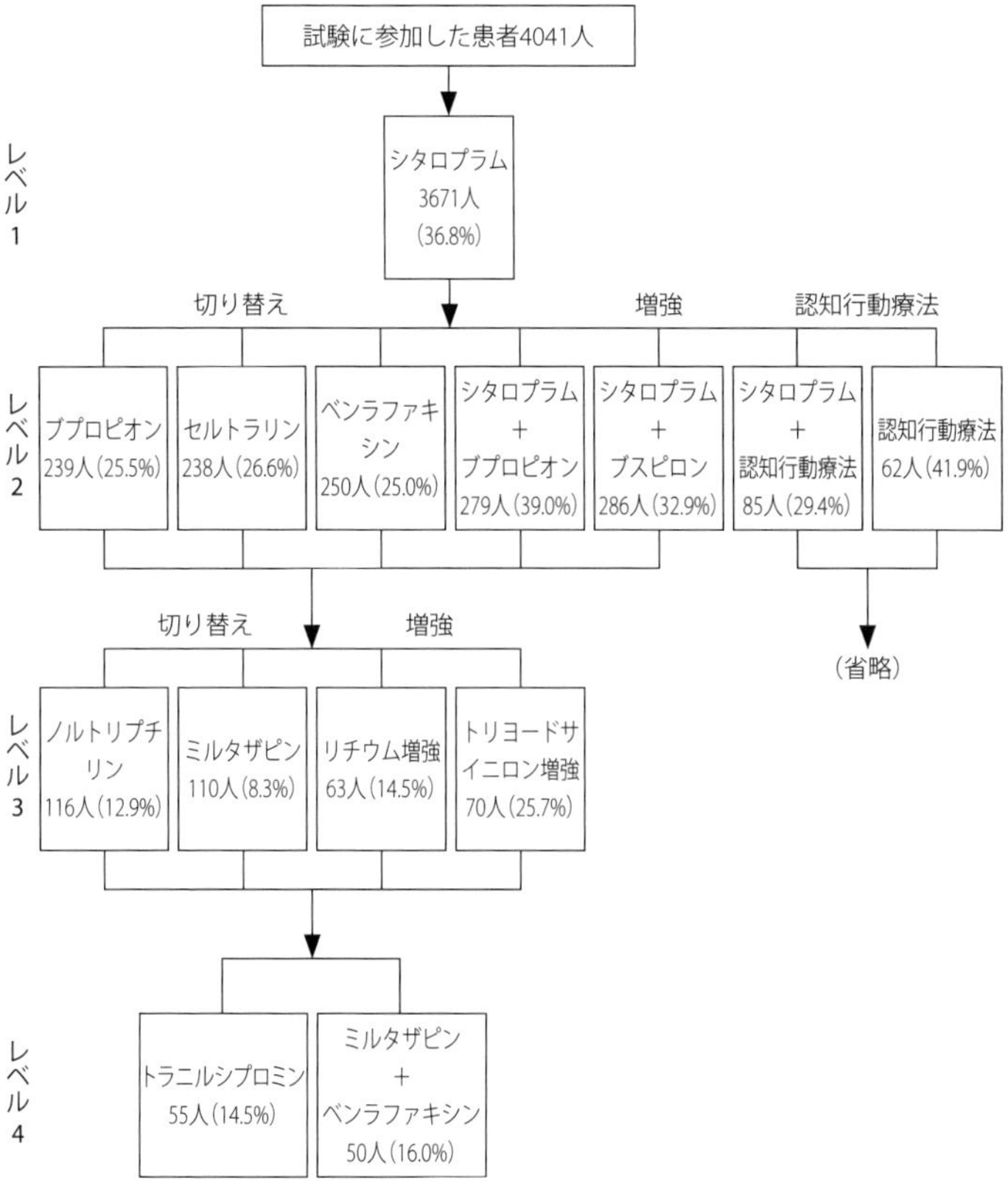

うつ病の患者さんにまずシタロプラムによる治療を行い、寛解しなかった患者さんを対象に、次の段階としてどのような治療法がよいかを調べようとした大規模な臨床試験である。レベル2以降の治療では、薬物の変更、複数の薬物の併用、あるいは認知行動療法などが用意されている。これでも寛解しなければ次のレベルに移行する。数字はそれぞれの治療に振り分けられた人数、括弧内の数字は寛解に達した割合を示している。

図13-2　STAR*D試験の概要

率は、30・6%、13・7%、13・0%と徐々に低下していく。つまり、ステップを進めても、だんだん寛解はしにくくなっていくのである。しかし、言い訳するわけではないが、最終的には累積すると67%の患者さんが寛解に至っている。期間でみるとレベル4で寛解するまで、累積で平均38週かかっている。先に述べたように、なかなか治りにくいと思われる患者さんを対象とした研究でもあり、さまざまな治療法を工夫していくことにより、ここまで寛解率を上げることができたのである。殊勲賞とはいえないまでも、努力賞には値するのではないだろうか。

大規模な臨床試験からわかること

STAR*D、CATIEともにすでに10年以上前に行われた研究であるが、現在までこれほど大規模な研究は行われていないという点で、なお大きなインパクトを精神科治療に与えている。それ以降も、いくつか同様の趣旨の研究は行われているものの、その規模は患者数が数十例くらいのものが多く、全体としてみると結論は決定的ではない。したがって、現時点では、統合失調症にはどの抗精神病薬が一番よいかという質問(CATIE)や、うつ病治療ではじめのくすりが効かなかったとき次にどうすれば一番よいかという質問(STAR*D)には、誰もはっきりとは答えられないのである。

このような臨床家であれば誰でも知りたい質問に答えるような大規模な臨床試験は、従来は米国や欧州でなされることが多かった。しかし最近、わが国でも臨床家にとって興味のあるテーマについて、いくつかの大規模な臨床試験が実行中とのことである。期待して結果を待ちたいと思う。

しかし、現時点ではこのようにはっきりとした指針がないなかにあっても、医師は手をこまねいて何もしないわけにはいかない。医師は最低限明らかになっている臨床的な事実の積み重ねをもとに、それぞれの経験や臨床的な慣行を活用しながら治療をしているのである。

治療はどこまで続ければよいか

改善が得られ治療が成功したとき、どこまでその治療を続けるべきかという問題もある。精神疾患の治療では、薬物療法によって症状が回復しても、すぐに薬物を中止しないことが多い。「寛解」という症状の完全な回復が得られた後でも、ある程度薬物療法を続けるのである。それは、薬物の急な中止によって症状がぶり返す可能性が高くなるからである。

うつ病の場合

たとえばうつ病であると、寛解に至った後の1年間がもっとも再発・再燃しやすいことが知られている。そうであれば、くすりに再発予防効果があれば、寛解後も継続的に服用しているほうがよいということになるであろう。

しかし、服用しているという安心感があるだけで、実際にはくすりには再発予防効果がないかもしれない。そこで、再発予防にくすりを継続すべきか否かを調べるために、次のような臨床試験が行われている。ある抗うつ薬でいったん寛解した患者さんを、そのままその抗うつ薬を継続する群とプラセボに切り替えてしまう群にランダムに分け、患者さんも医師もどちらのくすりが投与されているか知らないという条件下で経過を追っていくのである。セルトラリンという抗うつ薬は、日本でもこの方法で再発予防効果が示された。その結果によると、16週までの再燃率はセルトラリンでは8・5%であった一方、プラセボでは19・5%であった[5]。

このような事実から、うつ病の患者さんが寛解しても、すぐに抗うつ薬は中止せず、そのままの用量で少なくとも半年は抗うつ薬を継続することが、わが国を含めほとんどの国や学会による診療ガイドラインでは推奨されている。今までに何回かうつ病を再発している人の場合は、これより長く2年以上維持療法が必要という意見もある。

実際の臨床場面では、患者さんの要望や経験などから、維持するときの用量や期間は個別に変えることもあるかもしれない。維持期の後は、再発を警戒しながらゆっくり投与量を減らしていくことになる。減量の途中で悪化した場合は、もとの用量に戻して仕切り直す。減量法に決まったやり方はないが、通常は四分の一ずつを1ヵ月以上かけて減らし、最終的にゼロにする。ここまでくれば、患者さんの今回のうつ病治療はめでたく終了である。筆者は、最後の診察時には、発症した時期に職場や家庭環境の問題があればそれを振り返ってもらい、再発のきっかけにならないように気をつけてもらうようにしている。また、初期の症状を思い出してもらい、「このような症状が持続的に出現するときには再発の可能性があるので、早急に再受診してください」と伝えることにしている。

残念ながら一部の患者さんでは、減量すると症状が再燃してしまい、なかなか薬物療法を中止できないということもある。うつ病では、一般的には治療者が薬物療法を工夫することによって、おおよそ8割くらいの患者さんは1年以内にはよくなっていくとされている。しかし、意地悪な目でみれば、残りの2割は治療者が四苦八苦しても、十分には回復しないということである。この2割を大きいとみるか、あるいは小さいとみるかについては、いろいろな意見がありそうである。うつ病はそう簡単には治らない病気であるという悲観的な見方もできるかもしれない。

しかし、このなかなか治りづらい患者さんたちも、2年、3年と経つうちに改善することがあることも事実である。それをもたらすのは、治療者の力なのか、患者さんの努力なのか、人の体のもつ自然な回復力なのか、あるいは周りの環境の変化によるのか、振り返ってもよくわからないことのほうが多いのである。

不安症や不眠症の場合は？

パニック障害などの不安症でも、薬物療法の中止については、ほぼうつ病と同じようなことが言える。よくなってもすぐには中止せず、ある程度の期間は様子をみて、回復が安定していることを確認してから減量を開始する。

不眠症の際に使う睡眠薬についても、使い方は同じである。ただし、睡眠薬はごくゆっくり減量していかないと、完全な中止はむずかしい。このときには患者さんにも睡眠衛生を守っていただかなければならない。くじけそうになる患者さんを励ましながらくすりを減量していくのは、どちらにとってもなかなか大変である。

統合失調症では寛解後の中止はしづらい

統合失調症では、患者さんにはつらいかもしれないが、再発したときに生じる生活上のリスクが非常に高いために、いったん寛解したからといっても、そう簡単に薬物は中止できない。数年間は、投与量の大小はあるにしても、継続すべきとされている。

うつ病のところで紹介した、寛解した患者さんを抗精神病薬かプラセボを服用する群に分けて再発率をみた研究をメタアナリシスでまとめた解析によると、半年〜1年後の再発率は抗精神病薬群がプラセボ群の半分くらいであるという[6]。年単位で長期に服用するほうがよいことはこのような研究をみても確かである。

昔の精神科医は、服用を嫌がる患者さんに「一生のまなければダメ」と言っていたものである。パターナリズムいっぱいの発言である。本来はどのようにすれば長く服薬を続けていけるかを、両者で考えながら治療を続けていくべきであろう。

＊

「薬物療法のリアルな理屈」という題で、2章に分けて精神科医が実際に薬物療法を行うときの頭のなかを紹介してきた。前の章でも述べたように、ここで想定している患者さんは、典型的な症状をもった診断の確実な人たちで、しかも身体合併症などをもたないことを前提としている。実際の患者さんは、身体の合併症があって治療薬を服用中、妊娠中、高齢者・若年者であるなどの「特殊な」患者さんであることが少なくない。いやむしろ「特殊」であるほうがふつうである。この場合は、薬物療法はさらに細かな工夫が必要になる。このあたりはあまりに専門的にすぎるのでお話ししていないが、実際の治療場面では医師は患者さんの個別性に注意しながら、薬物治療をどう進めようか、考えをめぐらせているのである。

14　多剤併用療法という悪いくせ

本書もいよいよ最後なので、ここでわが国の精神科薬物療法の問題点を考えてみようと思う。自分のことを差し置いてあれこれ批判的なことを言うのは好きではないのであるが、とりあえず問題点を並べておくのならば不遜ではないであろう。もちろん筆者なりの解決法も提示するつもりである。

わが国の精神科薬物療法の大きな問題点の一つが多剤併用療法であることは、よく知られている。あまりにこの多剤併用が蔓延したためか、２０１４年から健康保険のルールが変わり、抗精神病薬、抗うつ薬、抗不安薬、睡眠薬などの向精神薬がそれぞれについて3種類以上併用されていると、診療報酬が減算される（つまりそのぶん医療機関の収入が減る）ことになってしまった。一種のペナルティである。本来は精神医学界が自主的に行うべきことを、先に厚生労働省や保険組合に規制されてしまうとは、まことに恥ずかしい限りである。
この多剤併用療法の悪癖は、わが国の精神科薬物療法の問題点のほぼすべてを代表している。したがって、どうして多剤併用になってしまうかを調べていくと、おのずとわが国の精神科薬物療法の問題点のほぼすべてを語ることになるであろう。

救急医から怒られた話

総合病院の精神科医は、救急科からしばしば診察のために呼ばれる。一番多いケースが、くすりの過量服用による自殺企図である。服用した薬物によって処置が異なるので、救急の医師は向精神薬についてくわしい。しかし、くすりの種類だけでなく、その患者さんがどのような精神疾患であるかも、当座の処置や今後の対応を考えるうえで重要である。そのため精神科医が呼ばれて、どんな患者さんなのかを救急医と一緒に評価するのである。

ふつう精神科に限らず、どのような薬物が処方されているかをみれば、本人と話せなくてもどのような病気であるかは推測できる。ところが、救急医に言わせると、精神科の患者さんの場合は服薬しているくすりをみても、診断名がわからないというのである。

たしかに、ある日過量服用して救急車で搬送されてきた若い女性への処方をみてみると、抗不安薬、睡眠薬、気分安定薬、抗精神病薬といった精神科で使用するほぼすべての種類の薬物が、それぞれ複数ずつ処方されていたことがあった。救急医からは「この処方では何の病気かわからないではないですか」と怒られたが、精神科医ならば状況証拠を含めて「はは一ん」とわかる。おそらく診断は境界性パーソナリティ障害で、不安・焦燥、不眠、気分の易変性、衝動性、妄想的な傾向などさまざまな精神症状を示していたのであろう。その一つひとつの症状に対症療法的に薬物を処方していくと、こうなるのである。もちろん、これは決して褒められた処方ではない。

症状を標的とした治療は多剤併用になりやすい

精神科の患者さんは、同じ診断名がついていても、さまざまな症状がみられることがある。統合失調症の患者さんは、幻覚や妄想などの精神病症状だけでなく、不安や抑うつなどの症状を示すこともある。まれではあるが、うつ病の患者さんでも重症化すると妄想を抱くことがある。

このようなときに、精神病症状には抗精神病薬、不安には抗不安薬、抑うつには抗うつ薬、不眠があれば睡眠薬というふうに、一つひとつの症状にくすりを当てはめて処方してくのが「症状を標的とした薬物療法」である。この方法はまったく不適切というわけではなく、特定の場合にはこのような処方も適切なことがある。しかし、パッチワークのような薬物療法に治療の原則や原理を見出すことはむずかしい。処方のポリシーがないというべきであろうか。

たとえば、これらの症状がすべてずっと並行して存在することはまずない。もし複数のくすりを処方するとすれば、症状の変遷に合わせて、中止したり減量したりすべきなのである。しかし、しばしばこれらの症状の評価は見過ごされ、漫然と以前からの処方が継続されてしまう。精神科医の怠慢かもしれない。患者さん一人ひとりへの十分な診察時間がとれないので、つい「前と同じ処方にしましょう」となってしまうというのは処方する側の言い訳であろうか。

その後いったん症状が安定して、それに合わせて処方が固定されてしまうと、今度は「慣性の力」が働いてくる。処方を変えると、症状が悪化してしまうのではないかという恐れが医師のほうに働くのである。また、あまりに複雑な多剤併用の場合は、整理していくのにも大変な努力と時間が必要となる。

くすりの切り替えよりも追加のほうが多剤併用になりやすい

処方が多剤になってしまう背景の一つとして、最初のくすりの効果がいま一つであった場合、そのくすりをあきらめて新しいくすりに切り替えるべきか、それとも新しいくすりを上乗せするかという判断の問題がある。切り替えていけば、くすりの内容は変わるが数は増えていかない。一方上乗せしていくと、繰り返すごとに数が増えていってしまうことになる。

多剤併用の患者さんには、この後者の場合が少なくない。どうも日本では（といっても外国の

ことはよく知らないが）、この方法をとる精神科医が多いようである。※29

実際の切り替えでは、急に中止すると症状が悪化したり、離脱による副作用が出現したりするかもしれないので、えいやと実行するわけにはいかない。したがって、慎重に行うときには数週間をかけて、前のくすりを減らしながら次のくすりを増やしていくという方法をとる。そのため時間がかかるだけでなく、変更中の症状悪化も心配になる。

上乗せであれば、前のくすりはそのままで新しいくすりを徐々に増やしていけばよいので、離脱症状は考えなくてもよい。また、前のくすりはそのまま継続するのであるから、良くはなっても悪くはならないであろう、と考えてしまう。こうしていくうちに、一定の効果が得られるまでくすりの数は増えていくのである。

このような上乗せの欠点は、結果的に投与量が増えていってしまうということだけではない。副作用は当然1種類のときよりも増える。すぐにはっきりと出現する副作用だけではなく、潜在的に進行していく副作用もあるかもしれない。

※29　抗精神病薬、抗うつ薬、抗不安薬、睡眠薬のすべてにおいて、わが国では多剤併用が多い。抗精神病薬については次の論文を参照。吉尾隆「抗精神病薬の多剤併用大量処方の実態―精神科臨床薬学研究会（ＰＣＰ研究会）処方実態調査から」『精神神経学雑誌』１１４巻、６９０―６９５頁、２０１２年。

経験による独自理論の医師

多剤併用がよい、と確信をもっている医師がいる。このような医師はたくさんの患者さんを診察し、くすりの作用機序にもくわしい。「こういった患者さんには、こういったくすりの組み合わせがよい」と自信満々に主張されるのである。それを支える独自の理論もある。こういう医師とは話をしても議論が深まらないので、筆者はこのような人たちは苦手である。

一例をあげる。筆者も監訳したのでコメントしづらいが、『精神薬理学エセンシャルズ』というストールの教科書[2]には、難治のうつ病患者に対してミルタザピンとベンラファキシンの併用が紹介されている。これには当然もっともらしい薬理学的な説明があるので、読むと説得力がある。しかもストールはこの組み合わせを「カリフォルニア・ロケット燃料」などと名づけているので、そのまま読むと米国人はみんな行っている処方であるかのように錯覚してしまう（筆者はストール流のアメリカン・ジョークと思っている。ちなみに「カリフォルニア」というのは、彼の住んでいる場所に由来しているらしい）。

しかし、この組み合わせが実際に有効であるという臨床研究は乏しい。理論的に有効な可能性があるということと、実際に有効であることのあいだには大きな飛躍がある。せいぜい、治療に難渋したときの最後の一手の一つと理解すべきである。

製薬企業の販売戦略

くすりの薬理作用は、病気の機序がわかっていない精神疾患では、あくまでも試験管内での研究や動物実験レベルの所見によっている。くすりといっても開発の経緯からいくつかのグループに分類され、同じグループであれば薬理作用は大きくは違わない。しかし、それぞれを発売している企業としては、共有している薬理作用を宣伝しても他社との差別化はできない。したがって、それぞれの薬物のもつちょっとした特徴の違いを強調して、他社製品よりも有用であることを宣伝する（露骨に優れていると主張するのは業界内ルールで禁止されているので、よりスマートに行う）。

薬理作用好きの精神科医は企業の宣伝情報をそのまま受け取り、結果として独自理論が補強される。「こういう患者さんには、このくすりがよい」と患者さんの症状を分類し、「それぞれに適切な薬物を選択して使い分けるべき」と主張する人たちには、こういう医師が多い。まあ、ここまでは不適切とまでは言えない。

ところが、先ほどのカリフォルニア・ロケット燃料のような主張にまで至ると、これは行きすぎと言わざるをえない。筆者はある会で、うつ病の患者さんに対する3種類の抗うつ薬（さらに2種類くらいの抗不安薬）によるブレンド効果を自慢する医師の講演を聴いたことがある。独自理論に経験主義が乗っかれば無敵である。

わが国には漢方にさかのぼる「調合の妙」という考えがある。漢方薬ではそうなのかもしれないが、いつも使用する向精神薬にその考えが通用するという根拠はない。もしこの言葉を快く感じるようであれば、それはイメージである。イメージを根拠に処方を決めてはいけない。

優しいお医者さんも多剤併用になりやすい

「傾聴」という言葉がある。看護師さんがカルテを書くときによく使う言葉でもある。長い入院生活となった患者さんが、医療者に攻撃の矛先を向けることがある。無理もないことであるが、向けられるほうは大変である。それでも、患者さんの発言は尊重すべきなので、余計な口を挟まず「傾聴して共感するように」と看護学の先生に教えられるらしい。心理職の人も同じかもしれない。

筆者はこの「傾聴」を否定するわけではないが、ただただ聞くだけで、「あなたの言うことはもっともだよ」というふうに頷いてばかりいるのはまずいのではないか。話をよく聞くということと、「あなたの言うことは正しい」と許容することは違うはずである。

しかし、こういう優しい医師ほど患者さんに対する「善意」にあふれている。しばしば精神科医への悪口としていわれる、「話は3分しか聞かないでくすりだけ出す」ということはない。フンフンと結構長く話を聞いてくれる。そして患者さんが苦悩を訴えるごとに、少しでもよくなればという善意から、次から次へとくすりを追加していく。治療の背後にあるべき原則がないのである。多剤併用への道は善意で舗装されているのである。

精神科医の教育や研鑽のシステム

精神科薬物療法をどうするかという問題は、結局、新人医師への教育と、現役の精神科医の生涯教育に行き着く。つまり、精神科医になりたての医師への初期教育と、働きざかりの精神科医の研鑽である。

前者は主として大学病院などの研修病院が担い、後者は精神科専門学会や地域の医師会などが中心となるしかない。前者に対しては、筆者はかかわりがないのでよく知らない。しかし、到達目標を決めたきちんとした教育をするにはそれなりの数の教育スタッフが必要なはずで、どこの研修病院でも十分できているのかは疑問である。従来からある「先輩を見て学べ」という経験重視の研修では、いつまでも多剤併量療法の悪癖からは抜け出せない。

一方、後者の現役医師のリフレッシュについては、筆者も地域の研究会などで話をする機会がある。地域の医師会や精神科医の任意団体が主催する会、学会の地方会といった公的なもののほか、製薬企業が主催する講演会や研究会などが、現役医師が情報を得る機会となっている。数から言えば、製薬企業が実質的に主催する会のほうが多い。最近はかなり異なってきているが、数年前までは新薬が発売されると、販売促進のための会が大都市だけでなく地方でも開かれ、そこではその新薬の開発に携わったエキスパートと呼ばれる医師たちが、全国を行脚して新薬の優れる点を褒めそやしたものである。新薬の開発はすべて成功するわけではないので（最近ではむしろ失敗することのほうが多い）、めでたく発売となれば、担当したエキスパートの先生も、手塩にかけた新薬はわが子のように可愛いのであろう。

しかし、このようにバイアスがかかった人たちに、新薬の適切な紹介ができるとは思われない。聞いているのが筆者のようなへそ曲がりであれば、たとえよい点を述べても「どうせ宣伝だろう」と話半分に聞かれてしまうであろう。逆に、新しいもの好きな医師であれば、「新しいものは前のものより優れているはず」という素朴な理屈のもとに、そそっかしく新薬に飛びついてしまうかもしれない（たしかに医学は日進月歩であることは事実で、それに従えばくすりは新しいほどよいはずである）。このように講演会で話をする医師においては、製薬企業などとの利益相反は大きな問題である。[※30] この点で、職能団体である学会や医師会でも今後行うべきことがたくさんある気がする。

欧米ではContinuing Medical Education（ＣＭＥ）という医師の生涯教育のシステムがある。米国では、ＣＭＥが承認するオンラインを含む講演会や出版物などをもとに勉強してポイントを集めなければ、資格が更新されないそうである。同じような試みはわが国でも部分的になされているが、より広範囲に行われる必要があるであろう。そこでは、今までの治療法を批判的に検討した講義も可能となるはずである。

治療の標準化

笑えない話であるが、精神科の専門医の自分勝手な処方よりも、プライマリケアの医師のほうが慎重に精神科のくすりを使うので、むしろ処方がスマートであることを経験する。専門外なので、治療効果と副作用を慎重に評価して処方するためであろう。あるいは、発表されている診療ガイドラインに沿って処方しているからなのかもしれない。

筆者も時々、患者さんからどうしてもと頼まれて内科のくすりを処方することがある。たくさんの同効薬が発売されているときには、信頼できるガイドラインなどを参照して選択するのがふつうである。どうも専門になればなるほど、自己流の治療法や、「裏ワザ」的な処方になってしまいがちなのかもしれない。それができるのが経験深い名医であるという自負もあるのだろうか。「どの医師にかかってもまったく同じ治療をされるのはかなわない」と、治療される側の患者

※30　まったく利益相反のない医師が話をすればよいという意見もある。しかし、実際は薬物の知識の深い医師であるほど、製薬企業と協働してよい仕事ができることもある。そのほうが世の中には役に立つかもしれない。重要なことは、製薬企業と適切な距離をとったり自身の利益相反を適切に開示することにより、少なくとも聞き手を誤った方向に誘導しないことであろう。

さんは考えるかもしれない。自分の病気の特徴に応じた治療を選択し、治療に対する自分の好みも尊重してもらいたいと思うであろう。それは当然である。しかし残念ながら、ある程度治療を標準化しないと、通常の治療から大きく外れた治療法がはびこってしまう可能性がある。やはり、「スタンダードはこれ！」というものが決められなくてはならない。それがもとにあったうえで、個々の患者さんに応じた具体的な選択が決まる。その基礎となるのが診療ガイドラインである。しかし、以前も述べたように、診療ガイドラインは現時点ではあまり使われていないようである。

なぜ多剤併用が好ましくないか

今までさんざん多剤併用の悪口を書いてきたのに、なぜ多剤併用が好ましくないかを書き忘れていた。ここで簡単に説明しておこう。どれも専門家でなくても、常識的に考えればわかることである。

一、併用すると効果が倍になるかはともかく、少なくとも副作用は倍になる。それどころか、もし相加作用でなく相乗作用であるとすると、足し算でなくかけ算になる。相乗作用で思わぬ重大な副作用が出現するかもしれない。また、併用しているとどのくすりの副作用かわからない。

二、たとえ効果があったとしても、どのくすりの効果であるかわかりづらい。どれもが少量ずつ効いているのだという説明は、根拠を示すことができない場合の詭弁である。

三、最後にくどいようだが、併用がよいという医学的なエビデンスはごく少数の場合しかない。例としてあげれば、焦燥の強い統合失調症やうつ病の患者さんに対する抗不安薬の投与や、精神病症状をもつ重症のうつ病患者さんに対する抗精神病薬の併用などであろうか。

最後に、薬物療法に対する筆者の原則

ここまでいろいろと精神科の薬物療法について述べてきた。僭越ながら、最後に筆者が行っている薬物療法の原則を書かせていただきたいと思う。

①ひとりの医師が経験する患者さんの数は有限である。つまり自分の経験などはごく限られたものにすぎない。したがって、謙虚にほかの人の研究などを読んで自分の経験の偏りを補正していかなければならない。そのためにはぼう大な医学文献を読みあさらなければならないが、最近では便利なことに、それらをエビデンスの原則でまとめた診療ガイドラインがある。いろいろな経緯や思惑でこのガイドラインは作成されているものの、あればそれを尊重する。なるべく標準的な治療を原則として、特殊で独善的な治療に走らない。いわゆる「処方の名医」を目指すことをしない。

②くすりが効いたかどうかの判断は冷静に行う。「投与した、よくなった、そのくすりが効いた」という素朴な「三た理論」の誤りは、臨床薬理の泰斗である佐久間昭の名言である。くすり

の効果を甘く判定すると、薬物療法に対して過剰に期待しすぎることとなる。診察時に使う思考エネルギーのほとんどが、「どうくすりを使おうか」という判断に使われているとすれば、精神科の診察はますます貧しいものとなってしまう。

③薬物療法以外の治療法の勉強を怠らない。薬物療法以外となると、すぐに「認知行動療法だ」というのが今の精神医学界の流行である。しかし、系統だったこれらの精神療法も、いわれているほどの効果があるかは、前に書いたように疑問である。もちろんこれらの治療法の大切さを批判するわけではないが、昔から支持的精神療法などを含む良識的な精神療法があったはずである。若い医師には、適切な医療面接と言ったほうがよいかもしれない。これを新米の精神科医にどう教えるか、またベテランにどう復習してもらうかは、専門学会の今後の課題である。また、薬物療法以外の治療としては社会的な治療もある。この場合は、医師だけでなく精神保健福祉士や、国家資格となった公認心理師との協働が必要不可欠である。彼らからみて恥ずかしくないような仕事ぶりが精神科医に求められるであろう。

④診察や治療のために十分な時間をなんとかして確保する。以上のことを実践しようとすれば、それなりの診察時間が必要である。開業している精神科では患者さんの数が多く、余裕のないことは筆者も存じ上げている。それでも、少なくとも初診の段階では十分な時間をとらなければならないのではないか。この問題をどうするかは、わが国の医療保険制度がかかわってくるので容易には答えが出せないかもしれない。しかし、このようなせわしない精神科の診療をしているの

は日本くらいである。現時点ではそれぞれの医師の工夫に任せるしかないのであろうか。

＊

以上、自分なりの薬物療法の原則を書いてみた。精神科臨床で馬齢を重ねているだけのせいか、それぞれはまったくとりたてて言うほどのこともない当たり前の事柄ばかりである。しかし、当たり前のことをごくふつうに淡々と行うのが精神科の日常臨床であると思う。

くすりという化学物質を使う薬物療法は、現在精神科治療の大きな部分を占めている。患者さんからみると一見何気なく行われている薬物療法であっても、その背後には複雑に入り組んだ理論（くすりの作用機序を解明する薬理学、応用としての臨床薬理学など）や現実（健康保険の縛りや医療経済の問題、医療に対する日本の慣習など）が存在している。本書は、くすりを処方する際の医師の頭のなかを紹介するという目的で書き続けてきた。その目的を少しでも果たせることができたならば幸いである。

精神科治療では、精神療法の重要性がつねづね主張されている。医師が落ち着いた雰囲気のなかで患者さんにていねいに対応し、その発言に共感を示しながら適切なアドバイスを与える、という診察がイメージされる。しかし、実際は薬物療法が治療の中心となっていて、口の悪い人に言わせれば、精神科も三分診療で、患者さんはくすりを渡されて「はい、次の人」となるのだそうである。

都市部では、精神療法を中心とした精神科クリニックが開業されていることもある。しかし、全体からすればごく一部であろう。一日にそう多くの患者さんを診察できないとなると、現今の健康保険制度の下では、人ごとながら経営も難しそうである。時間のかかる精神療法よりも、もし同じ効果があるのであれば、一見お手軽にみえる薬物療法のほうが効率的である。「心の悩みの治療に効率とはなにごとか」と怒らないでいただきたい。

こんなふうに、精神科の薬物療法については、精神科医からは重宝されているが、患者さんはあまり満足されていないようである。精神科のくすりに対して漠然とした恐怖感をもっている人も多い。「精神科のくすりは強いのでしょう?」と言われる患者さんは、「くすりは異常な心の働きを無理やり正常に戻す豪腕な化学物質」という印象をもっておられるのかもしれない。化学物質で心が改変されるというイメージであろうか。「精神科のくすりは対症療法なんでしょう。病気を根治するにはカウンセリングやアドバイスが欠かせないはず」などと言われることもある。

もっとも患者さんのなかには、「くすりの力で楽になれるのならば、さっさとそれに頼ってしまおう」という人たちもいる。他方で、「精神科のくすりが世界中で広く使われているのは、巨大製薬企業の陰謀だ」という陰謀論に与する人たちもいる。糖尿病のくすりにしても高血圧のくすりにしても抗生剤にしても、すべて化学物質なのである。どうして精神科の薬物だけはこんなにややこしくなるのだろうか。

本書は精神科の薬物療法について、精神科医と患者さんのあいだにあるイメージの谷間を埋めようと考えて執筆したものである。精神科の病気について医師が書いた一般向けの書物では、くすりの種類や簡単な作用機序については解説されていても、実際に精神科医がどう考えてくすりを使いこなしているかまでは書いていない。そのようなことは、精神医学の専門書には書かれているのであるが、専門書の記述は医学的な知識をもっていることが前提になっているので、一般の人が読んでもまず理解はできない。そこで本書では、精神科医が薬物療法を行うときに頭のなかを駆けめぐる考えをできるだけまとまった形で文章にしようとした。精神科医がくすりを使うときには、決して料理本のレシピのように画一的に行っているのではないのである。

なにぶん精神科医が書いたものなので、まだ理屈っぽいところや、知らず知らずのうちに専門的な知識を前提としてしまったところがあるかもしれない。わかりにくいところがあれば、筆者の責任である。しかし、医学は決して確定された事実だけで成り立っているわけではない。本書のわかりにくいところは、まだ誰にもわかっていないところであることもあろう。精神科は、内科や外科などに比べて、まだわかっていないことが多いかもしれない。心の症状は言葉として表現しにくく、血糖値や血圧のように数字の高低で示すこともできないことがその大きな理由である。しかし、それでも治療を開始し、なんとかして患者さんの人としての機能を回復させなければならないのが精神医学である。

この本では薬物療法についてわざと精神療法（心理療法）と対比させて記述したために、ひょっとすると心理職や精神療法を得意とする先生たちが読むと気を悪くする部分があるかもしれない。筆者の勝手な印象であるが、精神分析家とか行動療法家の男性というと、何やらひげを生やしてニコニコしており、「無意識」とか「条件づけ」などというむずかしい言葉を使うにもかかわらず話し方に妙に説得力がある、というイメージがある。それに対して薬物療法家（こんな言葉があるのか知らないが）は、硬い表情で専門用語を羅列しながら単調に語り続け、最後には自分の理論的な説明に自分で悦に入っているというイメージであろうか。いわゆる理系バカである。本書ではできるだけそれを避けようとしたのであるが、理系では矛盾のないように理屈を積み重ねて結論を導くのが大切である。そのところは譲れないので、もし話の進め方に違和感を覚えるのであれば、読者は文系の思考に慣れすぎているのかもしれない。高等学校で理系科目を学んだ頃をもう一度思い出していただければと思う。

一般の人向けに精神科の本を書くというのは、筆者には初めての体験であった。執筆にあたっては、筆者の病院で一緒に働いてくれる若い研修医の先生たちや、筆者が精神薬理の講義をしている埼玉医科大学総合医療センターメンタルクリニックの先生方との意見交換が大変役に立った。また、一緒に患者さんの治療にあたってくれている職場の臨床心理士さんとの会話からは、いくつか重要なテーマをあぶり出すことができた。これらのみなさんに感謝いたします。また、編集部の木谷陽平さんにはたいへんお世話になりました。

仙波純一

参考文献

1

（1）古川壽亮『エビデンス精神医療— EBP の基礎から臨床まで』医学書院、2000 年

4

（1）Boulenger, J.P., Loft, H., Olsen, C.K. et al.: Efficacy and safety of vortioxetine（Lu AA21004）, 15 and 20 mg/day: a randomized, double-blind, placebo-controlled, duloxetine-referenced study in the acute treatment of adult patients with major depressive disorder. *Int Clin Psychopharmacology* 29: 138–149, 2014.（PubMed から無料でダウンロードできる［PMID: 24257717］）

5

（1）Leucht, S., Hierl, S., Kissling, W. et al.: Putting the efficacy of psychiatric and general medicine medication into perspective: review of meta-analyses. *Br J Psychiatry* 200: 97–106, 2012.

（2）McQuay, H.J., Moore, R.A.: Dose-response in direct comparisons of different doses of aspirin, ibuprofen and paracetamol（acetaminophen）in analgesic studies. *Br J Clin Pharmacol* 63: 271–278, 2007.

（3）Baigent, C., Keech, A., Kearney, P.M. et al.: Efficacy and safety of cholesterol-lowering treatment: prospective meta-analysis of data from 90,056 participants in 14 randomised trials of statins. *Lancet* 366: 1267–1278, 2005.

（4）Huedo-Medina, T.B., Kirsch, I., Middlemass, J. et al.: Effectiveness

of non-benzodiazepine hypnotics in treatment of adult insomnia: meta-analysis of data submitted to the Food and Drug Administration. *BMJ* 345: e8343, 2012.
（5）柏木征三郎、工藤翔二、渡辺彰他「インフルエンザウイルス感染症に対するリン酸オセルタミビルの有効性および安全性の検討—プラセボを対照とした第Ⅲ相二重盲検並行群間比較試験成績」『感染症学雑誌』74 巻、1044–1061 頁、2000 年
（6）Dobson, J., Whitley, R.J., Pocock, S. et al.: Oseltamivir treatment for influenza in adults: a meta-analysis of randomised controlled trials. *Lancet* 385: 1729–1737, 2015.
（7）Jefferson, T., Jones, M., Doshi, P. et al.: Oseltamivir for influenza in adults and children: systematic review of clinical study reports and summary of regulatory comments. *BMJ* 348: g2545, 2014.
（8）Homma, A., Takeda, M., Imai, Y. et al.: Clinical efficacy and safety of donepezil on cognitive and global function in patients with Alzheimer's disease. A 24-week, multicenter, double-blind, placebo-controlled study in Japan. E2020 Study Group. *Dement Geriatr Cogn Disord* 11: 299–313, 2000.

6

（1）Imel, Z.E., Malterer, M.B., McKay, K.M. et al.: A meta-analysis of psychotherapy and medication in unipolar depression and dysthymia. *J Affect Disord* 10: 197–206, 2008.
（2）Spielmans, G.I., Berman, M.I., Usitalo, A.N. et al.: Psychotherapy versus second-generation antidepressants in the treatment of depression: a meta-analysis. *J Nerv Ment Dis* 199: 142–149, 2011.
（3）Cuijpers, P., van Straten, A., van Oppen, P. et al.: Are psychological and pharmacologic interventions equally effective in the treatment of adult depressive disorders? A meta-analysis of comparative studies. *J Clin Psychiatry* 69: 1675–1685, 2008.
（4）Amick, H.R., Gartlehner, G., Gaynes, B.N. et al.: Comparative benefits and harms of second generation antidepressants and

cognitive behavioral therapies in initial treatment of major depressive disorder: systematic review and meta-analysis. *BMJ* 351: h6019, 2015.
(5) Furukawa, T.A., Noma, H., Caldwell, D.M. et al.: Waiting list may be a nocebo condition in psychotherapy trials: a contribution from network meta-analysis. *Acta Psychiatr Scand* 130: 181–192, 2014.
(6) Wolizky-Taylor, K.B., Horowitz, J.D., Powers, M.B. et al.: Psychological approaches in the treatment of specific phobias: a meta-analysis. *Clin Psychol Rev* 28: 1021–1037, 2008.
(7) Turner, E.H., Matthews, A.M., Linardatos, E. et al.: Selective publication of antidepressant trials and its influence on apparent efficacy. *N Engl J Med* 358: 252–260, 2008.
(8) Driessen, E., Hollon, S.D., Bockting, C.L. et al.: Does publication bias inflate the apparent efficacy of psychological treatment for major depressive disorder? A systematic review and meta-analysis of US National Institutes of Health-funded trials. *PLoS ONE* 10: e0137864, 2015.
(9) Cuijpers, P., Smit, F., Bohlmeijer, E. et al.: Efficacy of cognitive-behavioural therapy and other psychological treatments for adult depression: meta-analytic study of publication bias. *Br J Psychiatry* 196: 173–178, 2010.
(10) Smit, Y., Huibers, M.J., Ioannidis, J.P. et al.: The effectiveness of long-term psychoanalytic psychotherapy--a meta-analysis of randomized controlled trials. *Clin Psychol Rev* 32: 81–92, 2012.
(11) Leichsenring, F., Luyten, P., Hilsenroth, M.J. et al.: Psychodynamic therapy meets evidence-based medicine: a systematic review using updated criteria. *Lancet Psychiatry* 2: 648–660, 2015.
(12) Murray, R.M.: On collecting meta-analyses of schizophrenia and postage stamps. *Psycol Med* 44: 3407–3408, 2014.

7

(1) McHugh, R.K., Whitton, S.W., Peckham, A.D. et al.: Patient preference for psychological vs pharmacologic treatment of

psychiatric disorders: a meta-analytic review. *J Clin Psychiatry* 74: 595–602, 2013.
(2) Thase, M.E., Friedman, E.S., Biggs, M.M. et al.: Cognitive therapy versus medication in augmentation and switch strategies as second-step treatments: a STAR*D report. *Am J Psychiatry* 164: 739–752, 2007.
(3) デイヴィッド・ヒーリー（林建郎、田島治訳）『抗うつ薬の時代―うつ病治療薬の光と影』251 頁、星和書店、2004 年
(4) Cuijpers, P., van Straten, A., Warmerdam, L. et al.: Psychotherapy versus the combination of psychotherapy and pharmacotherapy in the treatment of depression: a meta-analysis. *Depress Anxiety* 26: 279–288, 2009.
(5) von Wolff, A., Hölzel, L.P., Westphal, A. et al.: Combination of pharmacotherapy and psychotherapy in the treatment of chronic depression: a systematic review and meta-analysis. *BMC Psychiatry* 12: 61, 2012.
(6) Watanabe, N., Churchill, R., Furukawa, T.A.: Combination of psychotherapy and benzodiazepines versus either therapy alone for panic disorder: a systematic review. *BMC Psychiatry* 7: 18, 2007.
(7) Hetrick, S.E., Purcell, R., Garner, B. et al.: Combined pharmacotherapy and psychological therapies for post traumatic stress disorder (PTSD). *Cochrane Database Syst Rev* 7, 2010.
(8) Popiel, A., Zawadzki, B., Pragłowska, E. et al.: Prolonged exposure, paroxetine and the combination in the treatment of PTSD following a motor vehicle accident. a randomized clinical trial-The “TRAKT” study. *J Behav Ther Exp Psychiatry* 48: 17–26, 2015.
(9) Mellman, T.A., Bustamante, V., David, D. et al.: Hypnotic medication in the aftermath of trauma. *J Clin Psychiatry* 63: 1183–1184, 2002.
(10) Gelpin, E., Bonne, O., Peri, T. et al.: Treatment of recent trauma survivors with benzodiazepines: a prospective study. *J Clin Psychiatry* 57: 390–394, 1996.

9

(1) Hrobjartsson, A., Gotzsche, P.C.: Is the placebo powerless? an analysis of clinical trials comparing placebo with no treatment. *N Engl J Med* 344: 1594–1602, 2001.

(2) Kemp, A.S., Schooler, N.R., Kalali, A.H. et al.: What is causing the reduced drug-placebo difference in recent schizophrenia clinical trials and what can be done about it? *Schizophr Bull* 36: 504–509, 2010.

(3) Iovieno, N., Papakostas, G.I.: Correlation between different levels of placebo response rate and clinical trial outcome in major depressive disorder: a meta-analysis. *J Clin Psychiatry* 73: 1300–1306, 2012.

(4) Furukawa, T.A., Cipriani, A., Atkinson, L.Z. et al.: Placebo response rates in antidepressant trials: a systematic review of published and unpublished double-blind randomised controlled studies. *Lancet Psychiatry* 3: 1059–1066, 2016.

(5) Weimer, K., Colloca, L., Enck, P.: Placebo effects in psychiatry: mediators and moderators. *Lancet Psychiatry* 2: 246–257, 2015.

(6) Krogsbøll, L.T., Hrøbjartsson, A., Gøtzsche, P.C.: Spontaneous improvement in randomised clinical trials: meta-analysis of three-armed trials comparing no treatment, placebo and active intervention. *BMC Med Res Methodol* 9, 2009. (doi: 10.1186/1471-2288-9-1)

(7) Rakel, D.P., Hoeft, T.J., Barrett, B.P. et al.: Practitioner empathy and the duration of the common cold. *Fam Med* 41: 494–501, 2009.

(8) Carvalho, C., Caetano, J.M., Cunha, L. et al.: Open-label placebo treatment in chronic low back pain: a randomized controlled trial. *Pain* 157: 2766–2772, 2016.

(9) Kaptchuk, T.J., Friedlander, E., Kelley, J.M. et al.: Placebos without deception: a randomized controlled trial in irritable bowel syndrome. *PLoS One* 5: e15591, 2010.

(10) T・グーラ「プラセボ効果の脳科学」『日経サイエンス』44巻、48–54頁、2014年

(11) Colagiuri, B., Schenk, L.A., Kessler, M.D. et al.: The placebo

effect: From concepts to genes. Neuroscience 307: 171–190, 2015.

10

（1）日本うつ病学会 気分障害の治療ガイドライン作成委員会「日本うつ病学会治療ガイドライン　II．うつ病（DSM-5）／大うつ病性障害 2016」（http://www.secretariat.ne.jp/jsmd/mood_disorder/img/160731.pdf）
（2）日本うつ病学会 気分障害の治療ガイドライン作成委員会「日本うつ病学会治療ガイドライン　I．双極性障害 2012」（http://www.secretariat.ne.jp/jsmd/mood_disorder/img/120331.pdf）
（3）厚生労働科学研究・障害者対策総合研究事業「睡眠薬の適正使用及び減量・中止のための診療ガイドラインに関する研究班」および日本睡眠学会・睡眠薬使用ガイドライン作成ワーキンググループ編「睡眠薬の適正な使用と休薬のための診療ガイドライン—出口を見据えた不眠医療マニュアル」（http://www.jssr.jp/data/pdf/suiminyaku-guideline.pdf）
（4）日本神経精神薬理学会編「統合失調症薬物治療ガイドライン」（http://www.asas.or.jp/jsnp/csrinfo/03.html#20150924）
（5）「Minds（マインズ）ガイドラインセンター」ウェブサイト（http://minds.jcqhc.or.jp/n/top.php）
（6）福井次矢、山口直人監修、森實敏夫、吉田雅博、小島原典子編「Minds 診療ガイドライン作成の手引き 2014」（http://minds4.jcqhc.or.jp/minds/guideline/handbook2014.html）
（7）「GRADE を利用した国内の診療ガイドライン」（http://www.grade-jpn.com/jp_grade/japanese_grade_cpg.html）
（8）公益財団法人日本医療機能評価機構 EBM 医療情報部「AGREE II 日本語訳」2016 年（http://minds4.jcqhc.or.jp/minds/guideline/pdf/AGREE2jpn.pdf）

11

（1）National Institute for Health and Care Excellence（NICE）（https://www.nice.org.uk/guidance/cg90）
（2）Castellani, A., Girlanda, F., Barbui, C.: Rigour of development of

clinical practice guidelines for the pharmacological treatment of bipolar disorder: systematic review. *J Affect Disord* 174: 45–50, 2015.
(3) リー・アンドリュー・キセイン、田村法子、吉村公雄「英国の精神医療における NICE ガイドラインの影響」『精神神経学雑誌』119 巻、166–172 頁、2017 年
(4)「精神科医療の普及と教育に対するガイドラインの効果に関する研究—Effectiveness of GUIdeline for Dissemination and Education in psychiatric treatment」(http://sp-web.sakura.ne.jp/eguide/)

12

(1) 井原裕『生活習慣病としてのうつ病』弘文堂、2013 年
(2) Anderson, I.M.: Selective serotonin reuptake inhibitors versus tricyclic antidepressants: a meta-analysis of efficacy and tolerability. *J Affect Disord* 58: 19–36, 2000.
(3) Lieberman, J.A., Stroup, T.S., McEvoy, J.P. et al.: Effectiveness of antipsychotic drugs in patients with chronic schizophrenia. *N Engl J Med* 353: 1209–1223, 2005.
(4) Kahn, R.S., Fleischhacker, W.W., Boter, H. et al.: Effectiveness of antipsychotic drugs in first-episode schizophrenia and schizophreniform disorder: an open randomised clinical trial. *Lancet* 371: 1085–1097, 2008.
(5) Leucht, S., Cipriani, A., Spineli, L. et al.: Comparative efficacy and tolerability of 15 antipsychotic drugs in schizophrenia: a multiple-treatments meta-analysis. *Lancet* 382: 951–962, 2013.
(6) Cipriani, A., Furukawa, T.A., Salanti, G. et al.: Comparative efficacy and acceptability of 12 new-generation antidepressants: a multiple-treatments meta-analysis. *Lancet* 373: 746–758, 2009.
(7) Gartlehner, G., Hansen, R.A., Morgan, L.C. et al.: Comparative benefits and harms of second-generation antidepressants for treating major depressive disorder: an updated meta-analysis. *Ann Intern Med* 155: 772–785, 2011.

13

（1）NICE: Depression in adults: recognition and management（CG90）, 2015.（https://www.nice.org.uk/guidance/cg90）

（2）Guo, T., Xiang, Y.T., Xiao, L. et al.: Measurement-based care versus standard care for major depression: a randomized controlled trial with blind raters. *Am J Psychiatry* 172: 1004–1013, 2015.

（3）簡易抑うつ症状尺度（Quick Inventory of Depressive Symptomatology: QIDS-J）（www.mhlw.go.jp/bunya/shougaihoken/kokoro/dl/02.pdf）

（4）Rush, A.J., Trivedi, M.H., Wisniewski, S.R. et al.: Acute and longer-term outcomes in depressed outpatients requiring one or several treatment steps: a STAR*D report. *Am J Psychiatry* 163: 1905–1917, 2006.

（5）ジェイゾロフトの添付文書

（6）Leucht, S., Tardy, M., Komossa, K. et al.: Antipsychotic drugs versus placebo for relapse prevention in schizophrenia: a systematic review and meta-analysis. *Lancet* 379: 2063–2071, 2012.

14

（1）スティーヴン・M・ストール（仙波純一、松浦雅人、太田克也監訳）『ストール精神薬理学エセンシャルズ—神経科学的基礎と応用（第4版）』メディカル・サイエンス・インターナショナル、2015年

本書は『こころの科学』182～194号連載「精神科医が薬を処方するということ」に追加の1章を加え、書籍化したものです。

●著者

仙波純一（せんば・じゅんいち）

さいたま市立病院精神科部長。1977年東京医科歯科大学医学部卒。1985年東京医科歯科大学大学院医学研究科修了。同大医学部神経精神医学教室の講師等を経て、1993年放送大学助教授、2000年教授。2007年より現職。著書に『精神科薬物療法のプリンシプル』（中山書店）『精神科症例報告の上手な書きかた』（星和書店）、訳書に『ストール精神薬理学エセンシャルズ』（メディカルサイエンスインターナショナル）などがある。

精神科医《せいしんかい》はくすりを出《だ》すときこう考《かんが》える

2017年9月25日　第1版第1刷発行

著　者――仙波純一

発行者――串崎　浩

発行所――株式会社 日本評論社

〒170-8474　東京都豊島区南大塚3-12-4

電話 03-3987-8621(販売) -8598(編集)　振替 00100-3-16

印刷所――港北出版印刷

製本所――難波製本

装　幀――桂川　潤

検印省略

ISBN 978-4-535-98459-2　Printed in Japan